新编临床妇产科疾病诊疗

刘汉生　等　主编

河南大学出版社
HENAN UNIVERSITY PRESS
·郑州·

图书在版编目(CIP)数据

新编临床妇产科疾病诊疗 / 刘汉生等主编. --郑州：
河南大学出版社，2024.8. -- ISBN 978-7-5649-6013-1

Ⅰ. R71

中国国家版本馆 CIP 数据核字第 2024C4G530 号

责任编辑 孙增科
责任校对 陈 巧
封面设计 王 娇

出 版 河南大学出版社
地址：郑州市郑东新区商务外环中华大厦 2401 号 邮编：450046
电话：0371－86059701(营销部) 网址：hupress.henu.edu.cn
印 刷 广东虎彩云印刷有限公司
版 次 2024 年 8 月第 1 版 印 次 2024 年 8 月第 1 次印刷
开 本 787mm×1092mm 1/16 印 张 7.25
字 数 200 千字 定 价 36.00 元

编　委　会

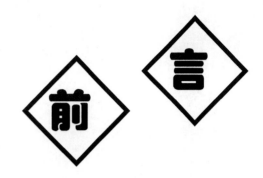

　　随着近年来医学模式的转变及传统医学观念的不断更新,妇产科学的许多诊疗技术和原则也发生了日新月异的变化。为了传递全新的实用性知识,提高妇产科学领域的诊疗水平并规范医疗行为,更好地保障我国妇女健康、降低孕产妇及婴幼儿的发病率和死亡率,我们整合了多年丰富的临床经验,并参阅了大量国内外最新的相关文献,倾力合著此书。

　　本书主要讲述了女性生殖器官的发育及其解剖、女性生殖系统炎症、产科妊娠疾病、孕期监护及保健、正常产褥及产后保健、妇科下腹痛相关疾病及妇科常见肿瘤疾病等知识,适合各级医院的妇产科医师及医学院校师生参考使用。

　　本书编委均是高学历、经验丰富、业务精湛的专业医务工作者。鉴于参编人数较多,在各章内容的深度与广度上可能不太一致,且限于时间和篇幅有限,难免存在不妥之处,望广大读者不吝指正,以便再版时修正。

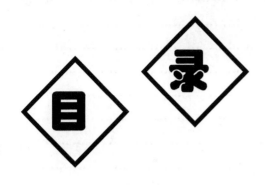

第一章　女性生殖器官发育及其解剖 ···················· 1

　　第一节　女性生殖器官发育 ···················· 1

　　第二节　女性生殖器官解剖 ···················· 2

第二章　女性生殖系统炎症 ···················· 14

　　第一节　外阴炎 ···················· 14

　　第二节　外阴溃疡 ···················· 16

　　第三节　前庭大腺囊肿 ···················· 18

　　第四节　前庭大腺炎 ···················· 19

　　第五节　滴虫性阴道炎 ···················· 21

　　第六节　念珠菌性阴道炎 ···················· 23

　　第七节　阿米巴性阴道炎 ···················· 24

　　第八节　老年性阴道炎 ···················· 26

　　第九节　盆腔炎 ···················· 27

　　第十节　宫颈炎 ···················· 31

　　第十一节　生殖器结核 ···················· 33

第三章　产科妊娠疾病 ···················· 38

　　第一节　妊娠剧吐 ···················· 38

　　第二节　流产 ···················· 40

　　第三节　前置胎盘 ···················· 45

　　第四节　胎盘早剥 ···················· 47

　　第五节　多胎妊娠 ···················· 51

　　第六节　早产 ···················· 54

第四章　孕期监护及保健 ···················· 57

　　第一节　产前检查 ···················· 57

　　第二节　孕期指导 ···················· 58

　　第三节　孕妇及胎儿监护 ···················· 61

第五章　正常产褥及产后保健 ·· 65

　第一节　产褥期母体的生理变化 ··· 65

　第二节　产褥期的处理及保健 ··· 67

　第三节　泌乳生理 ·· 71

　第四节　母乳喂养 ·· 72

　第五节　哺乳期的用药问题 ··· 75

第六章　妇科下腹痛相关疾病 ·· 77

　第一节　卵巢黄体破裂 ··· 77

　第二节　子宫内膜异位症与子宫内膜异位囊肿破裂 ······································· 80

　第三节　卵巢肿瘤蒂扭转 ··· 82

　第四节　卵巢肿瘤破裂 ··· 85

　第五节　急性盆腔炎 ··· 87

　第六节　宫腔积血 ·· 90

第七章　妇科常见肿瘤疾病 ··· 95

　第一节　外阴上皮内瘤变 ··· 95

　第二节　子宫肉瘤 ·· 97

　第三节　子宫内膜癌 ··· 99

参考文献 ·· 105

第一章　女性生殖器官发育及其解剖

第一节　女性生殖器官发育

女性生殖器官的发育分两个阶段：性未分化阶段与分化阶段。

一、性未分化阶段（胚胎 6～7 周前）

此期男女胚胎具有相同的原始性腺、内生殖器与外生殖器。

（一）原始性腺形成

胚胎卵黄囊处的原始生殖细胞沿后肠系膜迁移到相当于第 10 胸椎水平处的体腔背部的间质中。到达此区域的原始生殖细胞开始诱导中肾和体腔上皮邻近的间胚叶细胞增殖，形成一对生殖嵴。生殖嵴表面覆盖一层柱状体腔上皮，称为生发上皮。胚胎第 6 周时，生发上皮内陷并增生成条索状垂直伸入生殖嵴的间胚叶组织中，形成性索。部分性索细胞包围着每个原始生殖细胞。

（二）内生殖器始基形成

内生殖器始基形成略晚于原始性腺。约在胚胎第 6 周时，起源于原肾的中肾管，中肾管逐渐下行并开口于原始泄殖腔。此时，在中肾管外侧，体腔上皮向外壁中胚叶凹陷成沟，形成副中肾管。副中肾管头部开口于体腔，尾端下行并向内跨过中肾管，双侧副中肾管在中线融合。此时胚胎同时含有中肾管和副中肾管两种内生殖器官始基。

（三）雏形外生殖器形成

雏形外生殖器形成约在胚胎第 5 周，原始泄殖腔两侧组织成褶，并在中线上部融合，形成生殖结节。尿直肠隔将原始泄殖腔褶分隔成前后两部分：前方为尿生殖褶，后方为肛门褶。尿生殖褶两侧再生一对隆起，称阴唇-阴囊隆突。

二、性分化阶段

直到胚胎第 12 周，临床上才可以明显区分性别。性分化取决于睾丸决定因子和雄激素。

（一）性腺分化

胚胎 6 周后，原始性腺开始分化，Y 染色体短臂上的 Y 基因性决定区（SRY）在这一过程中起着至关重要的作用。SRY 编码的一种蛋白质（可能是睾丸决定因子，TDF）通过其相应的受体，一方面导致性腺皮质退化，另一方面促使性索细胞转化为曲细精管的支持细胞；同时使间胚叶细胞衍变为间质细胞。此时，睾丸形成。

若胚胎细胞不含 Y 染色体，约在胚胎第 12 周，原始性腺发育。原始生殖细胞分化成初级卵母细胞，源自体腔上皮的性索皮质的扁平细胞发展为颗粒细胞，与源自间质的卵泡膜细胞围绕卵母细胞，构成原始卵泡，卵巢形成。此后，卵巢沿生殖嵴逐渐下降，到达盆腔内的特定位置。

（二）内生殖器衍变

内生殖器衍变约在胚胎第 8 周，衍化为睾丸的支持细胞分泌一种糖蛋白，称为副中肾管抑制因子(MIF),可使副中肾管退化。同时作为一种信号,MIF 启动睾丸间质细胞分泌睾酮。睾酮作用于中肾管,使其分化成输精管、附睾、射精管及精囊。

若无 MIF,副中肾管不退化。约在胚胎第 9 周,双侧副中肾管上段形成输卵管;下段融合,其间的纵行间隔消失,形成子宫阴道管,并衬以柱状上皮。与泌尿生殖窦相连部位的子宫阴道管腔内充满上皮细胞,其部分来自泌尿生殖窦。混合的上皮细胞团凸入泌尿生殖窦,称为副中肾管结节。泌尿生殖窦上端细胞增生,形成实质性的窦阴道球,并进一步增殖形成阴道板。阴道板逐渐扩展,增大了子宫和泌尿生殖窦之间的距离。同时,阴道板将泌尿生殖窦分为两部分:上部分形成膀胱与尿道;下部分分化成真正的尿生殖窦和阴道前庭。自胚胎 11 周起,阴道板中心部分细胞退化,发生腔化,形成阴道。

缺少 MIF,中肾管退化。约 1/4 的妇女留有中肾管的残痕,如发生在卵巢系膜的卵巢冠、卵巢旁冠,以及子宫旁和阴道侧壁的中肾管囊肿。

(三)外生殖器发育

在内生殖器官分化的同时,睾丸间质细胞分泌的雄激素在雏形外阴细胞内 5α-还原酶(5α-re-ductase)作用下,转变为二氢睾酮,并与其相应受体结合,使生殖结节分化为阴茎,泌尿生殖褶融合、闭合;同时使阴唇-阴囊隆突发育成阴囊。

若无睾酮的作用,生殖结节逐步缓慢地增大,形成阴蒂,同时泌尿生殖褶形成小阴唇;阴唇-阴囊隆突发育成大阴唇。

第二节 女性生殖器官解剖

女性生殖器官包括内、外生殖器官。内生殖器官位于骨盆内,骨盆的形态及其大小与分娩密切相关;骨盆底组织又承托内生殖器官,协助其保持正常位置。内生殖器官与盆腔内其他器官相邻,而且血管、淋巴及神经也有密切联系。盆腔内某一器官病变可累及邻近器官。骨盆、内生殖器官及其相邻器官三者关系密切,相互影响。因此,本章对骨盆及盆腔内相关的器官也一并介绍。

一、骨盆

骨盆及其附属组织承托内生殖器官及其相邻器官,协助其保持正常位置。若骨盆及其组织异常,则可发生相应的妇科病变。同时,骨盆为胎儿娩出的骨产道,骨盆的结构、形态与阴道分娩密切相关。骨盆形态及组成骨间各径线异常可引起分娩异常。因此,清晰地了解骨盆的解剖、形态和大小,将有助于提高妇科、产科的临床诊断和治疗技能。

(一)骨盆的类型

根据骨盆的形状,骨盆可大致分为 4 种类型:①女性型骨盆。②男性型骨盆。③类人猿型骨盆。④扁平型骨盆。这种分类是以骨盆入口的前、后两部的形态作为基础的:在骨盆入口最长横径处虚拟一条线,将骨盆分为前、后两部分,后面的部分决定骨盆的形状,而前面的部分表示它的变异。很多女性骨盆不是单一型的,而是混合型的。例如,某一个女性型骨盆可以伴有男性型的倾向,即骨盆后部是女性型的,而前部是男性型的。

1.女性型骨盆

骨盆入口呈横椭圆形,髂骨翼宽而浅,入口横径较前后径稍长,耻骨弓较宽,坐骨棘间径≥10 cm。骨盆侧壁直,坐骨棘不突出,骶骨既不前倾,亦不后倾,骶坐骨切迹宽度＞2 横指。女性型骨盆为女性正常骨盆,最适宜分娩。在我国妇女中,根据现有资料,占 52.0%～58.9%。

2.男性型骨盆

骨盆入口略呈三角形,两侧壁内聚,坐骨棘突出,耻骨弓较窄,坐骨切迹窄呈高弓形,骶骨较直而前倾,导致出口后矢状径较短。因男性型骨盆呈漏斗型,往往造成难产。此型骨盆较少见,在我国妇女中仅占 1.0%～3.7%。

3.类人猿型骨盆

骨盆入口呈长椭圆形,骨盆入口、中骨盆和骨盆出口的横径均缩短,前后径稍长。坐骨切迹较宽,两侧壁稍内聚,坐骨棘较突出,耻骨弓较窄,但骶骨向后倾斜,故骨盆前部较窄而后部较宽。骶骨往往有 6 节且较直,故骨盆较其他类型深。在我国妇女中占 14.2%～18.0%。

4.扁平型骨盆

骨盆入口呈扁椭圆形,前后径短而横径长。耻骨弓宽,骶骨失去正常弯度,变直后翘或深弧型,故骶骨短而骨盆浅。在我国妇女中较为常见,占 23.2%～29.0%。

女性骨盆的形态、大小除种族差异外,还受遗传、营养与性激素的影响。上述 4 种基本类型只是理论上归类,临床多见混合型骨盆。

(二)骨盆的组成

骨盆由骨骼、关节及韧带组成。

1.骨盆的骨骼

骨盆系由骶骨、尾骨及左右两块髋骨组成。每块髋骨又由髂骨、坐骨及耻骨融合而成。骶骨形似三角,前面凹陷成骶窝,底的中部前缘凸出,形成骶岬(相当于髂总动脉分叉水平)。骶岬是妇科腹腔镜手术的重要标志之一及产科骨盆内测量对角径的重要据点。

2.骨盆的关节

骶骨与髂骨之间以骶髂关节相连;骶骨与尾骨之间以骶尾关节相连;两耻骨之间有纤维软骨,形成耻骨联合。骶尾关节为略可活动的关节。分娩时,下降的胎头可使尾骨向后。若骨折或病变可使骶尾关节硬化,尾骨翘向前方,致使骨盆出口狭窄,影响分娩。在妊娠过程中,骨盆的关节松弛,可能是由于激素的改变所致。妇女的耻骨联合于早中期妊娠时开始松弛,在妊娠最后 3 个月更为松弛,但分娩后立即开始消退,一般产后 3～5 个月可完全消退。妊娠过程中,耻骨联合宽度增加,经产妇比初产妇增宽得更多,而且在分娩后很快转为正常。X 线研究发现:足月妊娠时,由于骶髂关节向上滑动引起耻骨联合较明显的活动性,最大的耻骨联合移位是在膀胱截石卧位时。此移位可以使骨盆出口的直径增加 1.5～2.0 cm。

3.骨盆的韧带

有两对重要的韧带:骶结节韧带与骶棘韧带。骶结节韧带为骶骨、尾骨与坐骨结节之间的韧带;骶棘韧带则为骶骨、尾骨与坐骨棘之间的韧带。

骶棘韧带宽度即坐骨切迹宽度,是判断中骨盆是否狭窄的重要指标。妊娠期受性激素的影响,韧带较松弛,各关节的活动性亦稍有增加,有利于胎儿娩出。

(三)骨盆分界

以耻骨联合上缘、髂耻线及骶岬上缘的连线为界,将骨盆分为上下两部分:上方为假骨盆(又称大骨盆),下方为真骨盆(又称小骨盆)。

假骨盆的前方为腹壁下部组织,两侧为髂骨翼,后方为第 5 腰椎。假骨盆与分娩无关,但其某些径线的长短关系到真骨盆的大小,测量假骨盆的径线可作为了解真骨盆情况的参考。

真骨盆是胎儿娩出的骨产道,可分为 3 部分:骨盆入口、骨盆腔及骨盆出口。骨盆腔为一前壁短、后壁长的弯曲管道:前壁是耻骨联合,长约 4.2 cm;后壁是骶骨与尾骨,骶骨弯曲的长度约 11.8 cm;两侧为坐骨、坐骨棘及骶棘韧带。坐骨棘位于真骨盆腔中部,在产程中是判断胎先露下降程度的重要骨性标志。

(四)骨盆的平面、径线和倾斜度

由于骨盆的特殊形状,很难把骨盆腔内的形状描述清楚。长久以来,为便于理解,把骨盆分为 4 个虚拟的平面:①骨盆入口平面。②骨盆出口平面。③骨盆的最宽平面。④骨盆中段平面。

1.骨盆入口平面

其后面以骶岬和骶骨翼部为界;两侧以髂耻缘为界;前面为耻骨横支和耻骨联合上缘。典型的女性骨盆入口平面几乎是圆的,而不是卵形的。

骨盆入口平面的 4 条径线,一般描述为:前后径,横径和两条斜径。

骨盆入口平面的前后径又以耻骨联合与骶岬上缘中点的距离,分别虚拟为 3 条径线:解剖结合径、产科结合径和对角径。

真结合径又称解剖结合径,为耻骨联合上缘中点与骶岬上缘中点间的距离。

对角径(DC)为耻骨联合下缘中点与骶岬上缘中点间的距离。

对角径减去 1.5～2.0 cm 则为产科结合径。在大多数骨盆中,这是胎头下降时,必须通过骨盆入口的最短直径。产科结合径是不能用手指直接测量到的。虽然人们设计了各种器械,但是除 X 线外,都未能获得满意的结果。临床上,如果没有 X 线设备,则只能测量出对角径的距离,然后减去 1.5～2.0 cm,间接地估计产科结合径的长度。

骨盆入口横径与真结合径成直角,它代表两侧分界线之间最长的距离。横径一般在骶岬前面的 5 cm 处与真结合径交叉。卵形骨盆的横径约为 13.5 cm,而圆形骨盆的横径则稍许短些。

任一斜径自一侧骶髂软骨结合伸至对侧的髂耻隆起,根据它们的起点位置,称为左或右斜径,其长度约为 12.75 cm。

2.骨盆出口平面

骨盆出口平面是由两个近似三角区所组成。这两个三角区不在同一平面上,但有一条共同的基线,即在两侧坐骨结节之间的一条线。后三角的顶点是骶骨的尖端;两侧是骶结节韧带和坐骨结节。前三角的顶点是耻骨联合下缘,两侧是耻骨降支。骨盆出口平面有 4 条径线,分别为出口前后径、出口横径、出口前矢状径和出口后矢状径。

(1)出口前后径:耻骨联合下缘至骶尾关节间的距离,平均长约 11.5 cm。

(2)出口横径:两坐骨结节间的距离,也称坐骨结节间径,平均长约 9 cm。是胎先露部通过骨盆出口的径线,此径线与分娩关系密切。

(3)出口前矢状径:耻骨联合下缘中点至坐骨结节间径中点间的距离,平均长约 6 cm。

(4)出口后矢状径:骶尾关节至坐骨结节间径中点间的距离,平均长约 8.5 cm。

当出口横径稍短,而出口横径与后矢状径之和>15 cm 时,一般正常大小胎儿可以通过后三角区经阴道娩出。

3.骨盆的最宽平面

它没有什么产科学意义。从定义来看,它表示盆腔最宽敞的部分。其前后径从耻骨联合的后面中间伸到第 2、3 节骶椎的结合处;横径处于两侧髋臼中心之间。它的前后径和横径的长度平均均为 12.5 cm。因为其两条斜径在闭孔和骶坐骨切迹之间,它们的长度是不确定的。

4.骨盆中段平面

骨盆中段平面又称中骨盆平面,位于两侧坐骨棘的同一水平,是骨盆的最窄平面。它对胎头入盆后分娩产道阻塞有特别重要的意义。骨盆中段平面有两条径线:中骨盆前后径和中骨盆横径。

(1)中骨盆前后径:耻骨联合下缘中点通过两侧坐骨棘连线中点至骶骨下端间的距离,平均长约 11.5 cm。

(2)中骨盆横径:也称坐骨棘间径。为两坐骨棘间的距离,平均长约 10 cm,是胎先露部通过中骨盆的重要径线,此径线与分娩有重要关系。

5.骨盆倾斜度

女性直立时,其骨盆入口平面与地平面所形成的角度,称为骨盆倾斜度。一般女性的骨盆倾斜度为 60°。骨盆倾斜度过大,往往影响胎头的衔接。

6.骨盆轴

骨盆轴为连接骨盆腔各平面中点的假想曲线。此轴上段向下、向后;中段向下;下段向下、向前。分娩时,胎儿即沿此轴娩出。

二、外生殖器官解剖

女性生殖器可分为外生殖器和内生殖器两部分。女性外生殖器是指生殖器官外露的部分,又称外阴,位于两股内侧间,前为耻骨联合,后为会阴。

(一)阴阜

阴阜是指耻骨联合前面隆起的脂肪垫。青春期后,其表面皮肤开始生长卷曲的阴毛,呈盾式分布:尖端向下呈三角形分布,底部两侧阴毛向下延伸至大阴唇外侧面。而男性的阴毛分布不似如此局限;阴毛可以向上分布,朝向脐部,或朝下扩伸而达左右大腿的内侧。阴毛的疏密与色泽因个体和种族不同而异。阴毛为第二性征之一。

(二)大阴唇

大阴唇:自阴阜向下、向后止于会阴的一对隆起的皮肤皱襞,其外形是根据所含脂肪量的多少而不同。一般女性的大阴唇长 7～8 cm,宽 2～3 cm,厚 1～1.5 cm。在女孩或未婚女性,两侧大阴唇往往互相靠拢而完全盖没它们后面的组织,而经产妇左、右大阴唇多数是分开的。大阴唇的前上方和阴阜相连,左右侧大阴唇在阴道的下方融合,形成后联合,逐渐并入会阴部。

大阴唇外侧面为皮肤,皮层内有皮脂腺和汗腺,多数妇女的大阴唇皮肤有色素沉着;内侧面湿润似黏膜。大阴唇皮下组织松弛,脂肪中有丰富的静脉、神经及淋巴管。若受外伤,容易形成血肿,疼痛较甚。

解剖学上,女性的大阴唇相当于男性的阴囊。子宫的圆韧带终止在大阴唇的上缘。绝经后,大阴唇多呈萎缩状。

(三)小阴唇

分开大阴唇后,可见到小阴唇。左、右侧小阴唇的前上方互相靠拢。其大小和形状可以因人而异,有很大差别。未产妇的小阴唇往往被大阴唇所遮盖,而经产妇的小阴唇可伸展到大阴唇之外。

左右小阴唇分别由两片薄薄的组织所组成。外观小阴唇呈湿润状,颜色微红,犹如黏膜一样,但无阴毛。小阴唇内含有勃起功能的组织、血管、少数平滑肌纤维和较多皮脂腺,偶有少数汗腺,外覆复层鳞状上皮。小阴唇因富有多种神经末梢,故非常敏感。

两侧小阴唇的前上方互相靠拢、融合,形成上下两层;下层为阴蒂的系带,而上层为阴蒂包皮。两侧小阴唇的下方可分别与同侧的大阴唇融合,或者在中线形成小阴唇后联合,又称阴唇系带。

(四)阴蒂

阴蒂是小而长,且有勃起功能的小体,位于两侧小阴唇顶端下,由阴蒂头、阴蒂体和两侧阴蒂脚所组成。阴蒂头显露于阴蒂包皮和阴蒂系带之间,直径很少超过 0.5 cm,神经末梢丰富,极敏感,是使女性动欲的主要器官。

阴蒂相当于男性的阴茎,具有勃起性。阴蒂即使在勃起的情况下,长度也很少超过 2 cm。由于小阴唇的牵拉,所以阴蒂呈一定程度的弯曲,其游离端指向下内方,朝着阴道口。阴蒂头是由梭形细胞组成。阴蒂体包括两个海绵体,其壁中有平滑肌纤维。长而狭的阴蒂脚分别起源于左、右两侧坐耻支的下面。

(五)前庭

前庭是指左、右小阴唇所包围的长圆形区域,为胚胎期尿生殖窦的残余部分。在前庭的前面有阴蒂,后方则以小阴唇后联合为界。

在前庭的范围内有尿道口、阴道口和左、右前庭大腺(即巴氏腺)的出口。前庭的后半部,即小阴唇后联合与阴道之间,是所谓的舟状窝。除未产妇外,此窝很少能被观察到,因为经产妇在分娩时,多数妇女的舟状窝,由于受到损伤而消失。

(六)前庭大腺

前庭大腺是前庭左、右各一的复泡管状腺,直径为 0.5～1.0 cm,位于前庭下方阴道口的左、右两侧。前庭大腺的出口管长 1.5～2.0 cm,开口于前庭的两侧,正好在阴道口两侧边缘之外。前庭大腺的管径很小,一般仅能插入细小的探针。在性交的刺激下,腺体分泌出黏液样分泌物,以资润滑。

(七)尿道口

尿道口位于前庭的中央,耻骨弓下方 1.0～1.5 cm 处、阴道口的上方。尿道口往往呈轻度折叠状。排尿时,尿道口的直径可以放松到 4～5 mm。尿道的左、右两侧有尿道旁管,即 Skene 管,其往往开口于前庭,也偶有开口于尿道口内的后壁处。尿道旁管的口径很小,约为 0.5 mm,其长度可因人而稍异。

(八)前庭球

前庭两侧黏膜下的一对具有勃起性的静脉丛,其长 3.0～4.0 cm,宽 1.0～2.0 cm,厚 0.5～1.0 cm。它们与坐耻支并列,部分表面覆有球海绵体肌和阴道缩肌。前庭球的下端,一般处于阴道口的中部,而其前端则向上朝着阴蒂伸展。

分娩时,前庭球往往被推到耻骨弓的下面,但因为它们尾部是部分环绕着阴道的,所以容易受到损伤而造成外阴血肿,甚至大量出血。

(九)阴道口和处女膜

阴道口位于前庭的后半部,其形状和大小可因人而异。处女的阴道口往往被小阴唇所遮盖;如果推开小阴唇,则可见到阴道口几乎完全被处女膜所封闭。处女膜是否破裂,有时可以引起法律纠纷,因此,检查处女时应当谨慎检查,慎重结论。

阴道的表面和游离的边缘有较多的结缔组织乳头。处女膜的形状和坚固度均有明显的差异。处女膜两面均覆有未角化的复层鳞状上皮,间质大部分是有弹性和胶原性的结缔组织。处女膜没有腺性或肌性成分,亦没有很多神经纤维。女性新生儿的处女膜有很多血管;妊娠妇女的处女膜上皮较厚,并富有糖原;绝经后女性的处女膜上皮变薄,并可以出现轻微的角化。成年处女的处女膜仅是或多或少围绕阴道口的一片不同厚度的膜,并有一个小到如针尖、大到能容纳一个或两个指尖的孔。此开口往往呈新月形或圆形,但也偶为筛状的、有中隔的或伞状的。伞状的处女膜可能被误认为是处女膜破裂。因此,由于法律的原因,在做出处女膜是否破裂的描述时,必须慎重。

一般来说,处女膜多数是在第 1 次性交时撕裂,裂口可以分散在数处,多数撕裂位于处女膜的后半部。撕裂的边缘往往很快结成瘢痕,此后处女膜即成为若干分段的组织。首次性交时,处女膜撕裂的深度可因人而异。一般认为,处女膜撕裂时往往伴有少量出血,但很少引起大出血。个别处女的处女膜组织比较坚韧,需手术切开,但极为罕见。由分娩而引起处女膜解剖上的改变,往往比较明显、清楚,因而易识别而做出诊断。

处女膜无孔是一种先天性异常,此时阴道完全被闭锁。它的主要现象是经血滞留、性交受阻。一般需手术切开。

(十)阴道

阴道(vagina)的起源问题尚无统一的意见。阴道上皮的来源,有 3 种不同的看法:①米勒系统。②午非管。③尿生殖窦。目前,较为公认的是阴道部分起源于米勒管和部分来自尿生殖窦。

阴道可以称为子宫的排泄管道,经过阴道,子宫排出经血。它亦是女性的性交器官,同时又是分娩时产道的一部分。

阴道是由肌肉、黏膜组成的管道,其上接宫颈、下联外阴。阴道前方为膀胱,后为直肠。

阴道与膀胱及尿道之间有一层结缔组织,即所谓的"膀胱-阴道隔"。阴道中、下段和直肠之间,亦有由类似组织所形成的直肠-子宫间隔。阴道部分上段(即阴道后穹隆)参与组成直肠子宫陷凹(道格拉斯陷凹)的前壁。在正常情况下,阴道前壁与后壁的中间部分互相靠得较近,而在阴道的左、右两旁的侧壁之间,则有一定距离。这样便使阴道的横切面看来犹似空心的"H"字形状。

阴道的顶端是个盲穹隆,子宫颈的下半部伸入此处。阴道穹隆可以分为 4 部分,即左、右、前、后穹隆。阴道和子宫颈的连接处,在子宫颈的后方要比子宫颈的前方高些,故阴道后穹隆比前穹隆深一些。阴道前壁也稍短于后壁,长度分别为 6～8 cm 和 7～10 cm。

阴道的前、后壁上,有纵行的皱褶柱。在未经产妇女中,还可以在此处见到与纵行柱成直角的横崤。当这些皱褶到达侧壁时,渐渐消失,在高年经产妇中,阴道壁往往变为平滑。

阴道的黏膜是由典型的不角化复层鳞状上皮细胞组成。黏膜下有一层结缔组织,其中血管丰富,偶尔有淋巴小结。阴道黏膜仅松松地与下面的组织相连,因此手术时,可以轻松地把阴道黏膜与其下的结缔组织分开。

正常情况下,阴道黏膜不含有典型的腺体。有时在经产妇的阴道中可见有些包涵囊肿,但不是腺体,而是在修补阴道撕裂时,黏膜碎片被埋没在缝合伤口下而后形成的囊肿。另外有些衬有柱状的或骰状的上皮的囊肿,也不是腺而是午非管或米勒管的残余物。

阴道的肌层可分为两层平滑肌,外层纵行,内层环行,但整个肌层并不明显。在阴道的下端,可见有一横纹肌带。它是阴道缩肌或括约肌,然而,主要关闭阴道的是肛提肌。肌层的外面有结缔组织把阴道与周围的组织连接起来。这些结缔组织内含有不少弹性纤维和静脉。

阴道有丰富的血管供应。它的上 1/3 是由子宫动脉的宫颈-阴道支供应;中 1/3 由膀胱下动脉供应;下 1/3 则由直肠中动脉和阴道内动脉供应。直接围绕阴道的是一个广泛的静脉丛,静脉与动脉伴行,最后汇入髂内静脉。阴道下 1/3 的淋巴,与外阴的淋巴一起流入腹股沟淋巴结;中 1/3 的淋巴流入髂内淋巴结,上 1/3 的淋巴则流入髂总淋巴结。

根据 Krantz 的论述,人的阴道没有特殊的神经末梢(生殖小体),但是在它的乳头中偶尔可见到游离的神经末梢。

阴道的伸缩性很大。在足月妊娠时,它可以被扩张到足以使正常足月胎儿顺利娩出,而在产褥期间,它又能逐渐恢复到产前状态。

(十一)会阴

广义的会阴,是指盆膈以下封闭骨盆出口的全部软组织结构,有承载盆腔及腹腔脏器的作用。它主要由尿生殖膈和盆膈所组成。尿生殖膈由上、下 2 层筋膜,会阴深横肌和尿道阴道括约肌所构成。盆膈是由上、下 2 层筋膜,肛提肌和尾骨肌所构成。肛提肌则由髂尾肌、耻骨直肠肌、耻尾肌所组成。它有加强盆底托力的作用,又因部分肌纤维在阴道和直肠周围密切交织,还有加强肛门和阴道括约肌的作用。处于阴道和肛门之间的中缝即会阴缝是由会阴的中心腱所加固。球海绵体肌、会阴浅横肌和肛门外括约肌在它的上面会聚。以上这些结构共同成为会阴体的主要支撑。在分娩时,它们往往被撕伤。

狭义的会阴是指阴道口与肛门之间的软组织结构。

三、内生殖器官解剖

内生殖器包括子宫、输卵管和卵巢。

(一)子宫(uterus)

子宫是一个主要由肌肉组成的器官,宫体部外覆腹膜,宫腔内衬子宫内膜。妊娠期,子宫接纳和保护受孕产物,并供以营养;妊娠足月时,子宫收缩,娩出胎儿及其附属物。

非妊娠期子宫位于盆腔内,处于膀胱与直肠之间,它的下端伸入阴道。子宫的后壁几乎全部被腹膜所覆盖,它的下段形成直肠子宫陷凹的前界。子宫前壁仅上段盖有腹膜,因为它的下段直接与膀胱后壁相连,在它们中间有一层清楚的结缔组织。

子宫形状为上宽下窄,可分为大小不同的上、下两部:上部为宫体,呈三角形;下部呈圆筒形或梭形,即宫颈。宫体的前壁几乎是平的,而其后壁则呈清楚的凸形。双侧输卵管起源于子宫角部,即子宫上缘和侧缘交界之处。两侧输卵管内端之间的上面凸出的子宫部分,称为子宫底。自子宫的左、右侧角至盆腔底部之间的部分是子宫的侧缘,两侧腹膜呈翼形皱褶,形成阔韧带。

子宫的大小和形状随女性的年龄和产次而有较大差别。女性新生儿的子宫的长达 2.5～3.0 cm，成年而未产者的子宫为 5.5～8.0 cm 长，而经产妇的子宫则为 9.0～9.5 cm。未产妇和经产妇的子宫重量亦有很大差异，前者为 45～70 g，后者约为 80 g 或更重一些。在不同年龄的对象中，宫体与宫颈长度的比率亦有很大差异。婴儿宫体的长度仅为宫颈长度的一半；年轻而未产者，则两者的长度约相等；经产妇宫颈长度仅为子宫总长度的 1/3。

子宫的主要组成成分是肌肉，宫体的前壁与后壁几乎互相接触，中间的子宫腔仅为一裂缝。宫颈呈梭形，其上、下两端各有一小孔，即宫颈内口和外口。横切面观，子宫体呈三角形，而子宫颈管则仍为梭形。经产妇子宫腔的三角形状变得较不明显，因为原来凸出的侧缘往往变为凹形。绝经期妇女子宫肌层和内膜层萎缩，子宫的体积变小。

子宫又分为子宫体和子宫颈两部分。

1.子宫体

子宫体的壁由 3 层组织所组成，即浆膜层、肌层和黏膜层。

(1)浆膜层：为覆盖宫体的盆腔腹膜，与肌层紧连不能分离。在子宫峡部处，两者结合较松弛，腹膜向前反折覆盖膀胱底部，形成膀胱子宫陷凹，反折处腹膜称膀胱子宫返折腹膜。在子宫后面，宫体浆膜层向下延伸，覆盖宫颈后方及阴道后穹隆再折向直肠，形成直肠子宫陷凹（亦称道格拉斯陷凹）。

(2)肌层：由大量平滑肌组织、少量弹力纤维与胶原纤维组成，非孕时厚约 0.8 cm。子宫体肌层可分 3 层：①外层，肌纤维纵行排列，较薄，是子宫收缩的起始点。②中层，占肌层大部分，呈交叉排列，在血管周围形成"8"字形围绕血管。③内层，肌纤维环行排列，其痉挛性收缩可导致子宫收缩环形成。宫体肌层内有血管穿行，肌纤维收缩可压迫血管，能有效地制止血管出血。

(3)子宫内膜层：子宫内膜是一层薄的、淡红色绒样膜。仔细观察，可以见到有许多微小的孔，即子宫腺体的开口。正常情况下，子宫内膜的厚度可以变动在 0.5 mm 至 3～5 mm。子宫内膜为一层高柱形、具有纤毛且互相紧密排列的细胞所组成。管形的子宫腺体是由表层上皮内陷所构成，其伸入子宫内膜层的全层，直达肌层。子宫内膜腺体可分泌稀薄的碱性液体，以保持宫腔潮湿。

子宫内膜与肌层直接相贴，其间没有内膜下层组织。内膜可分 3 层：致密层、海绵层及基底层。致密层与海绵层对性激素敏感，在卵巢激素影响下发生周期性变化，又称功能层。基底层紧贴肌层，对卵巢激素不敏感，无周期性变化。

子宫供血主要来自子宫动脉。子宫动脉上行支沿子宫侧缘上行，逐段分出与宫体表面平行的分支，称为弓形小动脉。弓形小动脉进入子宫肌层后呈辐射状分支为辐射状动脉。肌层内辐射状动脉以直角状再分支，形成螺旋小动脉，进入上 2/3 内膜层，供应功能层内膜。若肌层内辐射状动脉以锐角状再分支，则形成基底动脉，仅进入基底层内膜。螺旋小动脉对血管收缩物质和激素敏感，而基底动脉则不受激素的影响。

子宫壁由富含弹性纤维的结缔组织及肌纤维束所组成。子宫肌纤维从上到下逐渐地减少，宫颈部仅含有 10% 的肌肉。宫体壁内层较外层含有相对多的肌纤维。妊娠期子宫上部的肌纤维肥大，而宫颈的肌纤维没有明显的变化。临产后，由于宫体肌纤维的缩复作用，宫颈呈被动地扩张。

2.子宫颈

子宫颈是指子宫颈解剖学内口以下那部分子宫。在子宫的前方、子宫颈的上界，几乎是相当于腹膜开始反折到膀胱上之处。以阴道壁附着处为界，子宫颈分为阴道上和阴道两部分，称为宫颈阴道上部和宫颈阴道部。宫颈阴道上部的后面被腹膜所覆盖,而前面和左、右侧面与膀胱和阔韧带的结缔组织相连。宫颈阴道部伸入阴道,它的下端是子宫颈外口。

子宫颈外口的形状可以因人而异。未产妇子宫颈外口为小而齐整的卵圆形孔;因子宫颈在分娩时受到一定的损伤(损伤最容易发生于外口的两旁),故经产妇子宫颈外口往往变为一条横行的缝道,子宫颈外口分成所谓的"前唇和后唇"。有时,初产妇子宫颈遭到较严重的多处撕裂后,宫颈外口变得很不规则。根据这种撕裂的痕迹,可以无疑地诊断为经产妇。

子宫颈主要由结缔组织所组成,内含较多血管和弹性组织,偶有平滑肌纤维。宫颈的胶原性组织与宫体的肌肉组织的界线一般较明显,但亦可以是逐渐转变的,延伸范围约 10 mm。宫颈的物理性能是根据它的结缔组织的状态而决定的,在妊娠和分娩期,子宫颈之所以能扩张是和宫颈中的胶原组织的离解有关。

宫颈管的黏膜由一层高柱形上皮所组成,它处在一层薄的基底膜之上。因无黏膜下层,故宫颈的腺体可直接从黏膜的表层延伸到下面的结缔组织。颈管黏膜的黏液细胞分泌厚而粘的分泌物,形成黏液栓,将宫颈管与外界隔开。

宫颈阴道部的黏膜直接与阴道的黏膜相连,两者都由复层鳞状上皮组成,有时子宫颈管的腺体可以伸展到黏膜面。假如这些腺体的出口被阻塞,则会形成所谓的潴留囊肿。

正常情况下,在宫颈外口处,阴道部的鳞状上皮与宫颈管的柱状上皮之间有清楚的分界线,称原始鳞-柱交接部或鳞-柱交界。若体内雌激素变化、感染或损伤,则复层鳞状上皮可扩展到宫颈管的下 1/3,甚至更高一些。而宫颈管的柱状上皮也可移至宫颈阴道部。这种变化在有宫颈前、后唇外翻的经产妇中,更为显著。这种随体内环境变化而移位所形成的鳞-柱交接部称生理性鳞-柱交接部。在原始鳞-柱交接部和生理性鳞-柱交接部间所形成的区域称移行带区,此区域是宫颈癌及其癌前病变的多发部位。

子宫峡部,为宫颈阴道上部与子宫体相移行的部分,实际上属于子宫颈的一部分,也即宫颈解剖学内口和宫颈组织学内口之间的部分。在产科方面有特别重要的意义。非妊娠时,此部仅长0.6~1.0 cm,妊娠晚期时,则可增长达 6~10 cm,临床上称其为子宫下段,是剖腹取胎切开子宫之处。

3.子宫的韧带

子宫的韧带主要由结缔组织增厚而成,有的含平滑肌,具有维持子宫位置的功能。子宫韧带共有 4 对:阔韧带、圆韧带、主韧带和宫骶韧带。

(1)阔韧带:子宫两侧翼形腹膜皱褶。起自子宫侧浆膜层,止于两侧盆壁;上缘游离,下端与盆底腹膜相连。阔韧带由前后两叶腹膜及其间的结缔组织构成,疏松,易分离。阔韧带上缘腹膜向上延伸,内 2/3 包绕部分输卵管,形成输卵管系膜;外 1/3 包绕卵巢血管,形成骨盆漏斗韧带,又称卵巢悬韧带。阔韧带内有丰富的血管、神经及淋巴管,统称为子宫旁组织,阔韧带下部还含有子宫动静脉、其他韧带及输尿管。

阔韧带上部的直切面分为 3 部分,分别围绕输卵管、子宫、卵巢韧带和圆韧带。

输卵管下的阔韧带部分为输卵管系膜,由两层腹膜所组成,其间是一些松弛的结缔组织,其中有时可见卵巢冠。

卵巢冠由许多含有纤毛上皮的狭窄垂直小管所组成。这些小管的上端与一条纵向管相接合,后者在输卵管下伸展到子宫的侧缘,在宫颈内口近处成为盲管。这个管是午非管的残余,称为加特内管(卵巢冠纵管)。

(2)圆韧带:圆形条状韧带,长 12~14 cm。起自双侧子宫角的前面,穿行于阔韧带与腹股沟内,止于大阴唇前端。圆韧带由结缔组织与平滑肌组成,其肌纤维与子宫肌纤维连接,可使子宫底维持在前倾位置。

(3)主韧带:为阔韧带下部增厚的部分,横行于宫颈阴道上部与子宫体下部侧缘达盆壁之间,又称宫颈横韧带。由结缔组织及少量肌纤维组成,与宫颈紧密相连,起固定宫颈的作用。子宫血管与输尿管下段穿越此韧带。

(4)宫骶韧带:从宫颈后面上部两侧起(相当于子宫峡部水平),绕过直肠而终于第 2~3 骶椎前面的筋膜内,由结缔组织及平滑肌纤维组织组成,外有腹膜遮盖。短厚坚韧,牵引宫颈向后、向上维持子宫于前倾位置。

由于上述 4 对子宫韧带的牵拉与盆底组织的支托作用,使子宫维持在轻度前倾前屈位。

4.子宫的位置

子宫的一般位置是轻度前倾、前屈。当妇女直立时,子宫几乎处于水平线和稍向前屈,子宫底处在膀胱上,而宫颈则向后朝着骶骨的下端,其外口大约处于坐骨棘的水平。上述器官的位置可依据膀胱和直肠的膨胀程度而变动。

正常子宫是一个部分可动的器官:宫颈是固定的,宫体则可在前后平面上活动。所以,姿势和地心引力可以影响子宫的位置。直立时,骨盆的前倾斜可能造成子宫的前屈。

5.子宫的血管

子宫血管的供应主要来自子宫动脉。子宫动脉自髂内动脉分出后,沿骨盆侧壁向下向前行,穿越阔韧带基底部、宫旁组织到达子宫外侧(距子宫峡部水平)约 2 cm 处横跨输尿管至子宫侧缘。此后分为上、下两支:上支称宫体支,较粗,沿子宫侧迂曲上行,至宫角处又分为宫底支(分布于宫底部)、卵巢支(与卵巢动脉末梢吻合)及输卵管支(分布于输卵管);下支称宫颈-阴道支,较细,分布于宫颈及阴道上段。

由于子宫动脉在宫颈内口的水平、子宫侧缘 2 cm 处,跨过输尿管(喻为"桥下有水"),故行子宫切除术时,有可能误伤输尿管,需慎防之。

子宫两侧弓形静脉汇合成为子宫静脉,然后流入髂内静脉,最后汇入髂总静脉。

6.淋巴

子宫内膜有丰富的淋巴网,但是真正的淋巴管则大部分限于基底部。子宫肌层的淋巴管汇聚于浆膜层,并在浆膜下面形成丰富的淋巴管丛,特别是在子宫的后壁,而在前壁则少些。

子宫淋巴回流有 5 条通路:①宫底部淋巴常沿阔韧带上部淋巴网、经骨盆漏斗韧带至卵巢、向上至腹主动脉旁淋巴结。②子宫前壁上部或沿圆韧带淋巴回流到腹股沟淋巴结。③子宫下段淋巴回流至宫旁、闭孔、髂内外及髂总淋巴结。④子宫后壁淋巴可沿宫骶韧带回流至直肠淋巴结。⑤子宫前壁淋巴也可回流至膀胱淋巴结。

7.神经支配

子宫的神经分配主要来自交感神经系统,然而也有一部分来自脑脊髓和副交感神经系统。副交感神经系统由来自第 2、3、4 骶神经的稀少纤维所组成,分布于子宫的两侧,然后进入子宫颈神经节。交感神经系统经腹下丛进入盆腔,向两侧下行后,进入子宫阴道丛。上述两神经丛的神经供应子宫、膀胱和阴道的上部。有些神经支在肌肉纤维间终止,另一些则伴着血管进入子宫内膜。

交感神经和副交感神经两者都有运动神经和少许感觉神经纤维。交感神经使肌肉收缩和血管收缩,而副交感神经则抑制血管收缩,转为血管扩张。

盆腔内脏的神经支配有临床上的意义,因为有几种盆腔疼痛可以用切断腹下神经丛来永远获得解除。来自第11和第12胸神经的感觉神经纤维,可将子宫收缩的疼痛传至中枢神经系统。来自宫颈和产道上部的感觉神经,经过盆腔神经到达第2、3、4骶神经,而产道部的神经则经过腹股沟神经和阴部神经。子宫的运动神经来自第7和第8腰椎水平的脊髓。运动神经、感觉神经分为层次,在分娩时可应用脊尾麻醉和脊髓麻醉。

子宫平滑肌有自主节律活动,完全切除其神经后仍有节律收缩,还能完成分娩活动,临床上可见低位截瘫的产妇仍能顺利自然分娩。

(二)输卵管

输卵管为卵子与精子结合场所及运送受精卵的管道。

1.形态

自两侧子宫角向外伸展的管道,长8~14 cm。输卵管内侧与宫角相连,走行于输卵管系膜上端,外侧1.0~1.5 cm(伞部)游离。根据形态的不同,输卵管分为4部分。

(1)间质部:潜行于子宫壁内的部分,短而腔窄,长约1 cm。

(2)峡部:紧接间质部外侧,长2~3 cm,管腔直径约2 mm。

(3)壶腹部:峡部外侧,长5~8 cm,管腔直径6~8 mm。

(4)伞部:输卵管的最外侧端,游离,开口于腹腔,管口为许多须状组织,呈伞状,故名伞部。伞部长短不一,常为1~1.5 cm,有"拾卵"作用。

2.解剖组织学

解剖组织学由浆膜层、肌层及黏膜层组成。

(1)浆膜层:阔韧带上缘腹膜延伸包绕输卵管而成。

(2)肌层:为平滑肌,分外、中及内3层。外层纵行排列;中层环行,与环绕输卵管的血管平行;内层又称固有层,从间质部向外伸展1 cm后,内层便呈螺旋状。肌层有节奏地收缩可引起输卵管由远端向近端的蠕动。

(3)黏膜层:由单层高柱状上皮组成。黏膜上皮可分纤毛细胞、无纤毛细胞、楔状细胞及未分化细胞。4种细胞具有不同的功能:纤毛细胞的纤毛摆动有助于输送卵子;无纤毛细胞可分泌对过碘酸-雪夫反应(PAS反应)阳性的物质(糖原或中性黏多糖),又称分泌细胞;楔形细胞可能为无纤毛细胞的前身;未分化细胞又称游走细胞,为上皮的储备细胞。

输卵管肌肉的收缩和黏膜上皮细胞的形态、分泌及纤毛摆动均受卵巢激素影响,有周期性变化。

(三)卵巢

卵巢(ovary)是产生与排出卵子,并分泌甾体激素的性器官。

1.形态

卵巢呈扁椭圆形,位于输卵管的后下方。以卵巢系膜连接于阔韧带后叶的部位称卵巢门,卵巢血管与神经由此出入卵巢。卵巢的内侧(子宫端)以卵巢固有韧带与子宫相连,外侧(盆壁端)以卵巢悬韧带(骨盆漏斗韧带)与盆壁相连。青春期以前,卵巢表面光滑;青春期开始排卵后,表面逐渐凹凸不平,表面呈灰白色。体积随年龄不同而变异较大,生殖年龄女性卵巢约4 cm×3 cm×1 cm

大小,重 5～6 g。绝经后卵巢逐渐萎缩变小、变硬。

2.解剖组织学

卵巢的表面无腹膜覆盖。卵巢表层为单层立方上皮即生发上皮,其下为一层纤维组织,称卵巢白膜。白膜下的卵巢组织分皮质与髓质两部分;外层为皮质,其中含有数以万计的始基卵泡和发育程度不同的囊状卵泡,年龄越大,卵泡数越少,皮质层也变薄;髓质是卵巢的中心部,无卵泡,与卵巢门相连,含有疏松的结缔组织与丰富的血管与神经,并有少量平滑肌纤维与卵巢韧带相连接。

卵巢受交感神经和副交感神经支配。大部分交感神经来自伴同卵巢血管的神经丛,小部分则来自围绕子宫动脉卵巢支的神经丛。卵巢还有丰富的无髓鞘神经纤维。这些神经纤维的大部分也是伴同血管的,仅仅是血管、神经。其他部分则形成花环样,围绕正常和闭锁的卵泡,并伸出许多微细的神经支。

四、邻近器官

女性生殖器官与输尿管(盆腔段)、膀胱及乙状结肠、阑尾、直肠在解剖上相邻。当女性生殖器官病变时,可影响相邻器官,增加诊断与治疗上的困难。女性生殖器官的起始与泌尿系统相同,故女性生殖器官发育异常时,也可能伴有泌尿系统的异常。

(一)尿道

尿道位于阴道上方,与阴道前壁相贴,长约 4 cm,直径约 0.6 cm。尿道开口于阴蒂下约 2.5 cm 处。尿道壁由肌层、勃起组织层及黏膜层组成,其内括约肌为不随意肌,外括约肌为随意肌,与会阴深横肌紧密相连。由于女性尿道较直而短,又接近阴道,易引起泌尿系统感染。

(二)膀胱

膀胱位于子宫及阴道上部的前面。膀胱后壁与宫颈、阴道前壁相邻,其间仅含少量疏松结缔组织。正常情况下,易分离。膀胱子宫陷凹腹膜前覆膀胱顶,后连子宫体浆膜层,故膀胱充盈与否,会影响子宫体的位置。

(三)输尿管

肾盂与膀胱之间的一对索状管道。输尿管下行进入骨盆入口时与骨盆漏斗韧带相邻;在阔韧带基底部潜行至宫颈外侧约 2 cm 处,潜于子宫动静脉下方(临床上喻之为"桥下有水");又经阴道侧穹隆上方绕前进入膀胱壁。在施行附件切除或子宫动脉结扎时,要避免损伤输尿管。

(四)直肠

自乙状结肠下部至肛门,全长 15～18 cm,其前为子宫及阴道,后为骶骨。直肠上部有腹膜覆盖,至中部腹膜转向前方,覆盖子宫后面,形成直肠子宫陷凹,故直肠下部无腹膜。直肠下端为肛管,长 2～3 cm,周围有肛门内、外括约肌,以及会阴体组织等。行妇科手术及分娩处理时均应注意避免损伤肛管、直肠。

(五)阑尾

阑尾通常位于右髂窝内,其根部连于盲肠的内侧壁,远端游离,长 7～9 cm。阑尾的长短、粗细、位置变化颇大,有的阑尾下端可到达输卵管及卵巢处。妊娠期阑尾的位置亦可随子宫增大而逐渐向外上方移位。女性患阑尾炎时有可能累及输卵管及卵巢,应仔细鉴别诊断。

第二章 女性生殖系统炎症

第一节 外阴炎

各种病原体侵犯外阴均可引起外阴炎,以非特异性外阴炎多见。宫颈、阴道的炎性分泌物刺激,尿、粪瘘患者的尿液浸渍或粪便刺激,糖尿病患者的含糖尿液刺激,穿紧身化纤内裤导致局部通透性差,局部潮湿,以及经期使用卫生巾的刺激,均可引起非特异性外阴炎,通常为混合性化脓性细菌感染。由真菌、衣原体、支原体、淋菌等感染所致的外阴炎为特异性外阴炎。

一、病史

根据病因重点询问相关病史。

(一)现病史

(1)外阴皮肤有瘙痒、疼痛、烧灼感,于活动、性交、排尿、排便时加重。

(2)检查见局部充血、肿胀、糜烂,常有抓痕,严重者形成溃疡或湿疹。慢性炎症可使皮肤增厚、粗糙、皲裂,甚至苔藓样变。

(二)过去史

了解有无慢性病如糖尿病史;有无相关手术史,如直肠手术、膀胱手术后反复出现阴道分泌物的增多等。

(三)个人史

了解是否注意个人卫生,经常换内裤,穿纯棉内裤;是否穿过分紧身的裤子,有无保持外阴清洁、干燥。

二、体格检查

检查见外阴局部充血、肿胀、糜烂,常有抓痕,严重者形成溃疡或湿疹。急性炎症时外阴皮肤和黏膜充血、肿胀、糜烂,常有抓痕,有时呈一片湿疹样,严重时可见脓疱形成或浅小溃疡。慢性炎症时外阴皮肤增厚、粗糙,有时出现皲裂,甚至苔藓样变。阴道口黏膜充血,分泌物增多呈泡沫状或凝乳块状或呈脓性。

三、辅助检查

外阴炎症的致病原因或病原体仅仅局限于外阴的机会比较少,多数是来自阴道,因此在检查时除了要进行外阴分泌物的检查以外,还要重点对阴道和宫颈进行检查。

(1)对阴道分泌物检查,了解是否有滴虫、真菌等病原体的存在。

(2)对阴道和宫颈部分泌物进行检查,了解是否有衣原体、支原体、淋球菌。

(3)如果外阴部溃疡长期不愈合,或是怀疑有恶变的可能时,应做活体组织病理检查。

(4)对于炎症反复发作的患者,要考虑糖尿病的可能,要检查尿糖及血糖。

(5)如果怀疑是直肠阴道瘘或膀胱阴道瘘,可以进行亚甲蓝试验:在阴道内塞入干净的纱布后向直肠或膀胱注入亚甲蓝稀释液,过数分钟后取出纱布观察是否有亚甲蓝的颜色,如果纱布上有相应颜色则证明存在直肠阴道瘘或膀胱阴道瘘。

四、诊断

(一)诊断要点

1.病史

外阴瘙痒、疼痛、烧灼感,于活动、性交、排尿、排便时加重。

2.临床表现

检查见外阴局部充血、肿胀、糜烂,常有抓痕,严重者形成溃疡或湿疹。阴道口黏膜充血,分泌物增多,呈泡沫状或凝乳块状或呈脓性。

3.辅助检查

阴道或外阴分泌物培养可以发现细菌、衣原体、支原体、淋菌等病原体;对于反复发生的外阴阴道念珠菌病必须检查血糖和尿糖。

(二)鉴别诊断

本病应与慢性湿疹和相关皮肤疾病相鉴别:外阴皮肤的慢性湿疹往往与阴道炎的外阴充血混淆,一般阴道炎时可以发现大量的分泌物从阴道内流出,反复刺激外阴,且扩阴器检查可发现阴道壁充血,大量分泌物存在于阴道内;而外阴湿疹时一般无阴道分泌物增多,外阴相对比较干燥。

五、治疗

(一)一般治疗

1.病因治疗

积极寻找病因,若发现糖尿病应治疗糖尿病,若有尿瘘、粪瘘应及时行修补术。

2.局部治疗

可用1:5000高锰酸钾液坐浴,2次/天,每次15~30 min,若有破溃应涂抗生素软膏或紫草油。此外可选用中药苦参、蛇床子、白鲜皮、土茯苓、黄柏各15 g,川椒6 g,水煎熏洗外阴部,1~2次/天。

(二)药物治疗

1.细菌性外阴炎

一般情况下,对细菌感染引起的非特异性外阴炎可用抗生素软膏涂擦,如复方新霉素软膏、红霉素软膏等。如果感染严重,有全身发热出现,可选择培养敏感的药物口服或肌内注射3~5天。

2.念珠菌性外阴炎

用2%~4%碳酸氢钠溶液冲洗外阴,局部用3%克霉唑软膏或达克宁霜涂擦,口服伊曲康唑200 mg/次,共3~5天,夫妇须同时治疗。

3.淋菌或衣原体性外阴炎

一般是淋菌或衣原体感染在外阴的表现,治疗以全身治疗为主,青霉素为首选:青霉素480万U,分两侧臀部一次肌内注射(皮试阴性后用),注射前1 h口服丙磺舒1 g,以延长青霉素作用并增强疗效。

六、注意事项

(1)外阴炎反复发作的患者往往有基础疾病存在,应积极寻找病因,发现糖尿病应治疗糖尿病,若有尿瘘、粪瘘,应及时行修补术。

(2)有部分患者外阴瘙痒严重,但找不到明显全身或局部原因,反复的实验室检查都不能发现感染的存在,这可能与精神与心理方面因素有关。

(3)对久治不愈的外阴炎,尤其外阴有溃疡者,应警惕有无外阴上皮内瘤样病变甚至恶性肿瘤,对可疑病变应做活组织检查并送病理检查。

(4)反复发作的外阴炎可能是患者长期局部乱用药,破坏了阴道正常菌群的生长而造成的。对于这种情况,医生应当建议患者停止阴道用药,停止使用刺激性药物,改用无刺激的清水局部冲洗。

第二节　外阴溃疡

外阴溃疡是以患者外阴皮肤溃烂、脓水淋漓为主要表现的妇科常见病,多见于外阴炎、结核、癌症早期的患者,约有1/3的外阴癌患者早期表现为外阴溃疡。临床分为急性和慢性两大类。急性外阴溃疡多为非接触传染性的良性溃疡,发病急,常发生于青中年妇女,溃疡发展迅速,可伴有全身症状。慢性外阴溃疡可见于结核及癌症患者,发病缓慢,经久不愈。

一、病因病理

(1)急性外阴溃疡可见于非特异性外阴炎、外阴脓疱病及化脓性汗腺炎的患者。由于外阴部皮肤黏膜充血水肿,加上外阴部易受大小便刺激和行动摩擦,致使局部黏膜发生糜烂和溃疡。此外,疱疹病毒感染和腹股沟淋巴结肉芽肿、梅毒等患者均可发生外阴溃疡。同时还可见于慢性节段性回肠炎并发外阴溃疡及脓窦形成者。

(2)慢性外阴溃疡可见于外阴结核和恶性肿瘤的患者。外阴结核罕见,偶可继发于严重的肺结核、胃肠道结核、内生殖器官结核、腹膜结核和胃结核,初起为局限的小结节,溃破后可形成浅溃疡。外阴肿瘤的早期患者可在大小阴唇、阴蒂和阴唇后联合处形成结节和溃疡,经久不愈。

二、临床表现

(一)症状与体征

1.急性外阴溃疡

非特异性感染者,外阴灼热疼痛,排尿时症状加重,溃疡数目少且表浅,周围有明显的炎症浸润,伴有全身发热、不适等症状。疱疹病毒感染者,发病急,外阴疼痛明显,甚至剧烈,外阴黏膜充血水肿,溃疡大小不等,疱壁迅速破裂形成溃疡,伴有发热和腹股沟淋巴结肿大。性病性淋巴结肉芽肿者,一般无自觉症状,起初在阴唇系带或靠近尿道口处出现小疱疹,继之形成浅溃疡,短期内即消失,不留瘢痕。一至数周后伴有腹股沟淋巴结肿大的症状。少数患者可自愈,但多数患者形成淋巴结脓肿,破溃后形成瘘管。

2.慢性外阴溃疡

结核性溃疡病变发展缓慢,初起常为一局限的小结节,不久即破溃成边缘软薄、不规则的浅溃疡,基底凹凸不平,表面覆盖以干酪样红苔。受尿液刺激和摩擦后,局部疼痛剧烈,溃疡经久不愈并向周围扩散。外阴癌的早期患者亦可表现外阴溃疡,病灶多位于大小阴唇、阴蒂和阴唇后联合处。可取活组织检查,以明确诊断。

(二)辅助检查

查血常规和血沉。取分泌物进行镜检或培养,查找致病菌。必要时可取活组织检查,以助诊断。

三、诊断与鉴别诊断

(一)诊断

应根据病史及溃疡的特点进行诊断,必要时做分泌物涂片、培养,血清学检查等,以明确诊断。对急性外阴溃疡的患者,应注意检查全身皮肤、眼及口腔黏膜等处有无病变。对久治不愈的患者应取病灶组织做活检,排除结核及癌症。

(二)鉴别诊断

本病应与外阴癌、外阴结核、软下疳、性病性淋巴肉芽肿、疱疹病毒感染等相鉴别。

1.软下疳

潜伏期较短,一般3~5天。多处溃疡,不硬,易出血,剧痛,有脓性分泌物,渗出液培养可发现杜克氏嗜血杆菌。

2.性病性淋巴肉芽肿

初起多为小丘疹、小溃疡,大多可自愈。数周后可有腹股沟淋巴结肿大、疼痛。形成脓肿、溃破和瘘管,赖氏试验和补体结合试验均呈阳性结果。

3.疱疹病毒

感染病损部位红肿、刺痛。继而出现多个大小不等的水疱,破溃后形成溃疡,小溃疡可相互融合成大溃疡,愈后不留瘢痕。伴全身不适、低热、头痛等。在水疱底部做细胞刮片,直接用免疫荧光技术和常规染色法可找到病毒抗原和嗜酸性包涵体。

4.外阴结核

病灶开始多为局限性小结节,破溃后形成浅溃疡,基面高低不平,内含黄色干酪样分泌物,局部淋巴结肿大。伴有低热盗汗、全身乏力、消瘦等症状。取溃疡渗出液进行抗酸染色可找到结核杆菌,厌氧培养和动物接种均可找到结核杆菌。

5.外阴癌溃疡

多为菜花状或乳头状,经久不愈。病理检查可发现癌细胞。

四、治疗

(一)保持外阴清洁

避免摩擦,注意休息和饮食。

（二）局部治疗

对非特异性外阴炎引起者,局部用抗生素软膏涂搽患处;白塞氏病引起者,局部应用新霉素软膏或1‰硝酸银软膏。

（三）抗生素

全身应用抗生素,可选用青霉素肌内注射。对白塞氏病急性期患者可用皮肤类固醇激素,以缓解症状。

五、预防与护理

保持外阴清洁,积极治疗原发病。急性期患者应卧床休息,多饮水,减少摩擦,注意隔离消毒,并及早明确诊断。

第三节　前庭大腺囊肿

前庭大腺囊肿可因前庭大腺导管有炎症或非特异性炎症阻塞,腺腔内分泌液积存而形成,也可因前庭大腺脓肿脓液吸收而形成。

一、病因

前庭大腺炎在炎症消失后脓液吸收,可为黏液所代替,而成为前庭大腺囊肿。前庭大腺囊肿是前庭大腺导管因非特异性炎症阻塞;也有少数病例因分娩做会阴侧切术时将腺管切断;或分娩时阴道、会阴外侧部裂伤,形成严重的瘢痕组织所致。有的前庭大腺囊肿在长时期内毫无症状,生长较慢,以后突然发现,很难了解起因。

二、诊断要点

(1)无明显自觉症状,或仅外阴一侧略有不适感。
(2)外阴一侧或两侧可触及圆形囊性肿物,位于前庭大腺部位,单发多见,无压痛,可持续数年不变。
(3)继发性感染时,再次形成脓肿,有急性期症状。
(4)反复感染可使囊肿增大。

三、鉴别要点

前庭大腺囊肿应注意与大阴唇腹股沟疝相鉴别。大阴唇腹股沟疝与腹股沟包块有冲动感,向下屏气时肿块稍胀大,叩诊呈鼓音,一般都在过度用力后突然出现。根据这些特点,鉴别一般无困难。

四、规范化治疗

（一）一般治疗

囊肿小,无症状者可不予处理,但应密切观察。前庭大腺囊肿可继发感染形成脓肿反复发作,遇此情况时应先行抗感染,而后手术治疗。

（二）手术治疗

囊肿较大或反复发作增大者，行前庭大腺造口术或挖除前庭大腺囊肿。该手术方法简单，损伤小，术后可保留腺体功能。近年采用激光作囊肿造口术，效果良好，术中出血少，无须缝合。

五、预后评估

由于囊肿可继发感染，故应争取手术治疗，经过囊肿造口术后复发率低，且可保持腺体功能。

第四节　前庭大腺炎

前庭大腺位于两侧大阴唇后 1/3 深处，腺管开口于处女膜与小阴唇之间。因解剖部位的特点，在性交、分娩等情况污染外阴部时，病原体容易侵入而引起前庭大腺炎。主要病原体为葡萄球菌、大肠杆菌、链球菌、肠球菌等，随着性传播疾病发病率的增加，淋病奈瑟球菌及沙眼衣原体已成为最常见的病原体。急性炎症发作时，病原体首先侵犯腺管，呈急性化脓性炎症变化，腺管开口往往因肿胀或渗出物凝聚而阻塞，致脓液不能外流，积存而形成前庭大腺脓肿。

一、病因

（一）现病史

（1）炎症多发生于一侧。初起时局部肿胀、疼痛、灼热感，行走不便，有时会致大小便困难。

（2）检查见局部皮肤红肿、发热、压痛明显。若为淋病奈瑟球菌感染，挤压局部可流出稀薄、淡黄色脓汁。

（3）有脓肿形成时，可触及波动感，脓肿直径可达 5～60 mm，患者常出现发热等全身症状。当脓肿内压力增大时，表面皮肤变薄，脓肿可自行破溃。若破孔大，可自行引流，炎症较快消退而痊愈；若破孔小，引流不畅，则炎症持续不消退，并可反复急性发作。

（4）严重时同侧腹股沟淋巴结可肿大。

（二）过去史

由于前庭大腺位置特殊，一般与其他疾病无明显关系，因此通常无慢性病史及相关手术史。

（三）个人史

本病的发生与个人卫生有密切关系，需要了解患者是否经常换内裤、穿纯棉内裤，是否注意保持外阴清洁、干燥。

二、体格检查

发病常为单侧性，大阴唇下 1/3 处有硬块，表面红肿，压痛明显；当脓肿形成时，肿块迅速增大，有波动感，触痛明显；当脓肿增大，表皮变薄时可自行破溃，流出脓液，同侧腹股沟淋巴结肿大；若为双侧脓肿，淋球菌感染可能性大。

三、辅助检查

(1)脓液涂片检查:白细胞内找到革兰阴性双球菌,即可诊断为淋球菌性前庭大腺炎。

(2)脓液细菌培养:根据培养所得细菌及药敏试验决定下一步治疗。

四、诊断

(一)诊断要点

1.病史

一侧大阴唇局部有肿胀、疼痛、灼热感,行走不便,有时会因疼痛而导致大小便困难。

2.临床表现

检查见局部皮肤红肿、发热、压痛明显,脓肿形成时有明显的波动感。前庭大腺开口处充血,可有脓性分泌物。

3.辅助检查

本病主要依靠临床症状和体征来做出诊断。在前庭大腺开口处或破溃处取脓液进行涂片检查、细菌培养和药敏试验,可便于指导临床用药。

(二)鉴别诊断

1.尿道旁腺炎

尿道旁腺炎位置比较高,很少位于小阴唇的下方。

2.腹股沟疝

嘱患者咳嗽,会感觉到肿块冲动,挤压局部时,肿块可消失,有时候肿块可突然增大,叩之呈鼓音。

3.外阴疖

一般在皮肤的表面且较小,质硬,无脓液形成。

4.外阴血肿

一般有明确的创伤史,血肿在短时间内迅速形成,疼痛不如脓肿明显,也无腹股沟淋巴结的肿大。

五、治疗

(一)一般治疗

急性炎症发作时须卧床休息。注意外阴部清洁,可用 1:5000 高锰酸钾坐浴,其他溶液如肤阴洁、肤阴泰、皮肤康洗剂等也可选用。

(二)药物治疗

对前庭大腺炎可以使用全身性抗生素,治疗时应根据病原体选用抗生素。常用青霉素 80 万 U/次肌内注射(皮试阴性后用),2 次/天,连用 3~5 天。或青霉素 800 万 U/次、甲硝唑 1 g/次静脉滴注,1 次/天,连用 3~5 天。对青霉素过敏者,可选用林可霉素、克林霉素等其他抗生素。

(三)手术治疗

脓肿形成后,在应用抗生素同时,进行外科手术治疗。

1.脓肿切开引流术

选择大阴唇内侧波动感明显部位,切口要够大,使脓液能全部彻底排出。为防止粘连,局部填塞碘附纱条。3 天后高锰酸钾液坐浴。

2.囊肿剥除术

此法适用于炎症反复发作、治疗效果不好及较大年龄患者。单纯使用抗生素是无效的,此类患者须切开引流并做造瘘术。

六、注意事项

(1)有时急性外阴炎表现为大小阴唇充血、肿胀,易与前庭大腺炎混淆。诊断时应注意病史及分泌物培养结果,根据肿块的部位、外形加以分辨。

(2)少数肛门周围疾病由于位置比较高,也可以表现为类似前庭大腺炎的症状,因此要注意检查以排除肛周疾病。

(3)术后保持外阴清洁,每日以 1∶5000 高锰酸钾坐浴,也可用肤阴洁、肤阴泰等洗液坐浴。每周随访 1 次,共 4～6 次,每次都应用血管钳探查囊腔,以保持通畅。

(4)对于多次反复感染的病例,最好取脓液做细菌培养加药敏试验,在切开排脓的同时应用抗生素,可以选用甲硝唑口服,0.2 g/次,3 次/天,不要局部使用抗生素,以免发生耐药性。

(5)前庭大腺脓肿在形成过程中疼痛非常剧烈,患者往往难以行走,坐卧不宁,在脓肿未形成时,应以消炎治疗为主,医生应当注意告知患者疾病的情况,使其配合治疗。

第五节　滴虫性阴道炎

一、病因

滴虫性阴道炎是常见的阴道炎,由阴道毛滴虫所引起。滴虫呈梨形,后端尖,为多核白细胞的 2～3 倍大小。虫体顶端有 4 根鞭毛,体部有波动膜,后端有轴柱凸出。活的滴虫透明无色,呈水滴状,诸鞭毛随波动膜的波动而摆动。滴虫的生活史简单,只有滋养体而无包囊期,滋养体生活力较强,能在 3 ℃～5 ℃生存 2 天;在 46 ℃时生存 20～60 min;在半干燥环境中约生存 10 天时间;在普通肥皂水中也能生存 45～120 min。在 pH5 以下或 7.5 以上的环境中则不生长,滴虫性阴道炎患者的阴道 pH 一般为 5.1～5.4。隐藏在腺体及阴道皱裂中的滴虫于月经前后,常得以繁殖,引起炎症的发作。它能消耗或吞噬阴道上皮细胞内的糖原,阻碍乳酸生成。滴虫不仅寄生于阴道,还常侵入尿道或尿道旁腺,甚至膀胱、肾盂及男性的包皮褶、尿道或前列腺中。

二、传染方式

有两种传染途径:①直接传染,由性交传播。滴虫常寄生于男性生殖道,可无症状,或引起尿道炎、前列腺炎或附睾炎。多数滴虫性阴道炎患者的丈夫有生殖器的滴虫病,滴虫常见于精液内。②间接传染,通过各种浴具如浴池、浴盆、游泳池、衣物、污染的器械等传染。

三、临床表现

主要症状为白带增多。分泌物呈灰黄色、乳白色或黄白色稀薄液体,或为黄绿色脓性分泌物,常呈泡沫状,有腥臭。严重时,白带可混有血液。多数患者有外阴瘙痒、灼热、性交痛等。有尿道感染时,可有尿频、尿痛甚至血尿。约有半数带虫者无症状。

检查可见阴道及宫颈黏膜红肿,常有散在红色斑点或草莓状突起。后穹隆有多量液性或脓性泡沫状分泌物。带虫而无症状者,阴道黏膜可无异常,但由于滴虫能消耗阴道内的糖原,改变阴道酸碱度,破坏防御机制而引起继发性细菌感染。妊娠期、月经期前后或产后,阴道 pH 增高,滴虫繁殖快,炎症易发作。

四、诊断

根据患者的病史、体征中特有的泡沫状分泌物,可以做出临床诊断。

五、辅助检查

阴道分泌物镜下检查找到滴虫,即可确诊。常用的检查方法是悬滴法:加一小滴生理盐水于玻片上,取少许阴道后穹隆处的分泌物,混于温盐水中,即可在低倍镜下找滴虫。滴虫离体过久,或标本已冷却,则滴虫活动差或不动,将影响对滴虫的识别。或用棉签蘸取阴道分泌物置于装有 2 mL 温生理盐水的小瓶中混匀,再取一小滴涂在玻片上检验。此项检查应在双合诊前进行,检查前不做阴道灌洗或局部用药,前 24～48 h 避免性生活。临床疑有滴虫性阴道炎而多次悬滴法未发现滴虫时,可做滴虫培养。

六、预防

加强卫生宣传,消灭传染源,开展普查普治。发现滴虫性阴道炎患者或无症状的带虫者均应积极治疗。患者的配偶也应同时治疗。

切断传播途径,严格管理制度,禁止患者及带虫者进入游泳池,应废除公共浴池,提倡淋浴,废除出租游泳裤及浴巾,改坐式便所为蹲式。医疗单位要做好器械的消毒及隔离,防止交叉感染。

七、治疗

(一)全身用药

滴虫性阴道炎患者常伴发泌尿系统及肠道内滴虫感染,又因滴虫不仅寄存于阴道黏膜的皱褶内,还可深藏于宫颈腺体中及泌尿道下段,单纯局部用药不易彻底消灭滴虫,应结合全身用药获得根治。甲硝唑为高效口服杀滴虫药物,口服每次 200 mg,每日 3 次,连用 7 天。治疗后查滴虫转阴时,应于下次月经后继续治疗一疗程,以巩固疗效,配偶应同时治疗。近年来,有人主张用大剂量甲硝唑,口服 2 g/次,与 7 日法有相同疗效,较 7 日法方便、价廉。一次大剂量治疗无效者,可改用 0.5～1 g,2 次/日,连用 7 日。未婚妇女阴道用药困难,口服甲硝唑即可。服甲硝唑,特别是大剂量一次用药后,个别病例可发生恶心、呕吐、眩晕及头痛等。早孕期服用,有导致胎儿畸形的可能,故在妊娠 20 周以前,应以局部治疗为主,不建议口服甲硝唑。

(二)局部治疗

(1)1∶5000 高锰酸钾溶液冲洗阴道或坐浴,每日 1 次。

(2)甲硝唑栓 500 mg/次,每晚 1 次,塞阴道深部,10 日为一疗程;或甲硝唑阴道泡腾片 200 g/次,每晚 1 次塞阴道深部,7～10 日为一疗程。

八、预防与随访

(1)治疗结束后,于下次月经干净后复查,如阴性,再巩固 1～2 疗程,方法同前。经 3 次月经后复查滴虫均为阴性者方为治愈。

(2)滴虫可通过性交直接传染,故夫妇双方应同时服药,治疗期间应避免性生活或采用阴茎套。

(3)注意防止厕所、盆具、浴室、衣物等交叉感染。

第六节 念珠菌性阴道炎

一、病因

念珠菌性阴道炎是一种常见的阴道炎,习惯称霉菌性阴道炎,发病率仅次于滴虫性阴道炎。80%～90%是由白念珠菌感染引起的,10%～20%为其他念珠菌及球拟酵母属感染,在治疗无效或经常复发的患者中,常可分离出这一类霉菌。最适于霉菌繁殖的阴道 pH 为 5.5。在 10%～20%的正常妇女阴道中可能有少量白念珠菌,但不引起症状,仅在机体抵抗力降低,念珠菌达到相当量时才致病。因此,机体细胞免疫力低下,如应用免疫抑制剂药物的患者易患霉菌性阴道炎。阴道上皮细胞糖原增多,酸性增强时,霉菌繁殖迅速引起炎症,霉菌性阴道炎、糖尿病及接受雌激素治疗的患者易引起此类炎症。孕妇肾脏的糖阈降低,尿糖含量增高,也使霉菌加速繁殖。广谱抗生素及肾上腺皮质激素的长期应用,可使机体的菌种菌群发生紊乱,导致霉菌生长。严重的传染性疾病、其他消耗性疾病以及复合维生素 B 的缺乏,均为念珠菌生长繁殖的有利条件。

念珠菌可存在于人的口腔、肠道及阴道黏膜上,这三个部位的念珠菌可互相感染,当局部环境条件适合时易发病。

二、临床表现

主要表现为外阴、阴道炎。常见症状有白带增多及外阴、阴道瘙痒,可伴有外阴、阴道灼痛,排尿时尤为明显。还可有尿频、尿痛及性交痛。

典型的霉菌性阴道炎,白带黏稠,呈白色豆渣样或凝乳样。有时白带稀薄,含有白色片状物或表现正常。

检查见小阴唇内侧及阴道黏膜附有白色片状薄膜,擦拭后,可见整个阴道黏膜红肿,急性期还见受损的糜烂面或表浅溃疡。

三、诊断

典型的霉菌性阴道炎诊断并不困难,做阴道分泌物检查可证实诊断。一般采用悬滴法,直接取分泌物置于玻片上,加一小滴等渗氯化钠或 10％氧化钾溶液,或涂片后革兰氏染色,显微镜下检查可找到芽孢和假菌丝。疑为霉菌性阴道炎,而多次检查阴性时,可做霉菌培养。对年老肥胖或顽固的病例,应查尿糖、血糖及糖耐量试验。详细询问有无应用大量雌激素或长期应用抗生素的病史,以寻找病因。

四、治疗

(一)一般处理

(1)2％～3％碳酸氢钠溶液冲洗外阴及阴道或坐浴,每日一次。

(2)有外阴瘙痒者,可选用达克宁霜、3％克霉唑软膏或复方康纳乐霜涂外阴。

(3)如有糖尿病应积极治疗。

(二)抗真菌治疗

可酌情选用下列方案。

(1)患者每晚临睡前用 4％苏打水洗净外阴,用一次性推注器将顺峰妇康安(克霉唑软膏)推入阴道深处(用药量 5 g/次),连续用药 7 天为一疗程。

(2)制霉菌素阴道栓剂或片剂 10 万 U/栓或片,每晚 1 次塞入阴道深部,12 次为一疗程。

(3)硝酸咪康唑栓 0.2 g/次,每晚 1 次塞阴道深部,10 日为一疗程。

(4)米可啶阴道泡腾片 10 万 U/次,每晚 1 次塞阴道深部,10 次为一疗程。

(5)0.5％～1％甲紫液涂阴道及宫颈,隔日一次,5 次为一疗程。

(6)单剂量口服氟康唑片 150 mg/次。孕妇及哺乳期慎用。

(7)口服伊曲康唑(斯皮仁诺)片 200 mg,每日 2 次,一日治疗。重症者 200 mg/次,口服,每日一次,7 日为一疗程。孕妇及哺乳期不宜服用。

五、预防及随访

(1)治疗结束后,于下次月经干净后复查,如阴性再巩固 1～2 疗程,经 3 次月经后查真菌均为阴性者方为治愈。

(2)真菌性阴道炎可通过性交传染,治疗期间应避免性生活或采用阴茎套,夫妇双方应同时治疗。

(3)避免厕所、盆具、毛巾、浴室交叉感染。

(4)孕妇患真菌性阴道炎以局部用药为宜。

(5)长期用抗生素、皮质激素治疗者,需防真菌性阴道炎。

第七节　阿米巴性阴道炎

阿米巴性阴道炎临床较少见,多由阿米巴原虫引起,常继发于阴道感染后,临床表现主要为阴道分泌物增多,呈血性浆液或黄色脓性黏液,有腥味,检查发现阴道有典型的不规则浅表溃疡,边缘隆起为特征,患者常有腹泻或痢疾病史。

一、病因

本病由阿米巴原虫引起。阿米巴滋养体随大便排出后直接感染外阴及阴道,当机体全身情况差、健康水平下降或生殖器有损伤时,阿米巴滋养体易侵入损伤部位,分泌溶组织酶造成黏膜组织破坏,导致生殖道溃疡。

二、临床表现

主要表现为阴道分泌物多,呈血性浆液或黄色黏稠脓性分泌物,有腥味,常伴有外阴、阴道痒感或疼痛。检查发现,阴道黏膜充血,形成溃疡时,其周边隆起,呈虫蚀状,溃疡可散在或融合成片。基底部呈现黄色坏死碎片,触之易出血、质脆,有触痛。有的患者由于阴道和(或)宫颈结缔组织反应明显,可似肿瘤样增生,应与恶性肿瘤或结核相鉴别。

三、辅助治疗

(一)阴道分泌物涂片

查找阿米巴滋养体。

(二)活检

阴道溃疡处做活体组织病理检查,可找到阿米巴原虫。

(三)培养

取阴道分泌物做特殊培养,阳性率较前两者高。

四、诊断

详细询问病史,如有腹泻或痢疾病史,以及典型的虫蚀状的阴道浅表溃疡,常可做出诊断。确诊时需做分泌物涂片或在溃疡处刮片找到阿米巴滋养体即可确诊,必要时做分泌物培养。溃疡处应做活检与生殖道恶性肿瘤、结核等鉴别。

五、治疗

(一)局部治疗

注意外阴清洁,防止粪便污染外阴、阴道。治疗期间禁止性生活。局部每日用质量浓度为 10 g/L(1%)的乳酸或 1:5000 的高锰酸钾冲洗阴道,每日 1 次。冲洗后上甲硝唑 0.2 g,每日 1 次,7~10 天为 1 个疗程。

(二)药物治疗

1.甲硝唑

0.2~0.4 g/次,每日 3 次,10~14 天。此药对阿米巴原虫有杀伤作用,对包囊也有效,毒性小,疗效高。

2.双碘喹啉

400~600 mg/次,每日 3 次,连用 2~3 周,重复治疗间隔为 2~3 周。

3.盐酸依米丁

对阿米巴滋养体有杀灭作用,但对包囊无作用。口服胃肠反应大,多用深部肌内注射,1 mg/(kg·d),最多不超过 60 mg/d,连用 6 天为 1 个疗程。因此药毒性大、排泄缓慢,临床使用较少。

4.奥硝唑(氯醇硝唑)

0.5 g/次,每日 4 次,连用 3 天,对肠内外阿米巴疾病均有效。孕妇禁用。

第八节　老年性阴道炎

一、病因

妇女绝经后、手术切除卵巢或盆腔放射治疗后,由于雌激素缺乏,阴道黏膜萎缩、变薄,上皮细胞糖原减少,局部抵抗力减弱,易受细菌感染引起炎症。如有阴道创伤、子宫内膜炎或盆腔炎,更易诱发老年性阴道炎。

由于老年性阴道炎不但常见于老年妇女,也发生于卵巢功能衰退、雌激素缺乏的中年妇女,不少人认为,以"萎缩性阴道炎"之称更为恰当。

二、临床表现

主要症状为白带增多,多为黄水状。感染严重时,白带可呈脓性,有臭味。黏膜有表浅溃疡时,分泌物可为血性,有的患者可有点滴出血。患者常伴有外阴瘙痒、灼热感或盆腔坠胀不适。炎症常波及前庭及尿道口周围黏膜,引起尿频、尿痛或尿失禁症状。

检查见阴道黏膜呈老年性改变,皱襞消失,上皮菲薄。黏膜充血,易伴出血,表面常有散在小出血点或片状出血斑,严重时,上皮脱落,形成表浅溃疡。宫颈也常充血,并有散在小出血点。老年性阴道炎如经久不愈,黏膜下结缔组织纤维化后,阴道弹性消失,更为狭窄,慢性炎症或溃疡面还可引起阴道粘连,严重时导致阴道闭锁。炎症分泌物引流不畅可形成闭锁段以上阴道积脓。

三、诊断

根据患者年龄及临床表现,不难诊断。由于滴虫性或霉菌性阴道炎可发生于老年妇女,且老年性阴道炎可与这两种炎症并存,因此有时有必要取分泌物做镜下检查,以明确诊断。对有血性白带或少量不规则阴道出血的患者,应排除宫颈、子宫的恶性肿瘤。妇科检查时须注意宫颈的形态和质地,子宫的大小,出血的来源,以及阴道细胞学检查结果,必要时做宫颈活检及子宫内膜活组织检查。

四、治疗

治疗原则是增加阴道的抵抗力及抑制细菌的生长。

(一)局部用药

1%乳酸或醋酸或 1:5000 高锰酸钾溶液冲洗阴道,每日一次,提高阴道酸度。冲洗后或每晚塞入阴道内乙蔗酚片剂或栓剂 0.25~0.5 mg,使用 7~10 天。严重时患者可用磺胺粉、抗生素(金霉素、氯霉素等)粉剂或软膏局部撒布或涂擦。

（二）全身用药

可口服乙蔗酚 0.25～0.5 mg,每日一次,连服 7～10 天,代替局部应用乙蔗酚。过久或大剂量服用乙蔗酚可引起撤退性出血。顽固病例可口服尼尔雌醇,首次 4 mg,以后每 2～4 周一次,每次 2 mg,维持 2～3 个月。尼尔雌醇是雌三醇的衍生物,剂量小,较安全。对乳腺癌或子宫内膜癌患者禁用雌激素。

第九节　盆腔炎

盆腔炎(PID)是女性内生殖器及其周围结缔组织、盆腔腹膜等部位发生的炎症。可分为急性盆腔炎和慢性盆腔炎。

一、急性盆腔炎

（一）病因

急性盆腔炎(APID)多由于葡萄球菌、链球菌、大肠埃希菌及厌氧菌混合感染引起,其传播途径为直接蔓延、上行感染、淋巴传播和血行传播。主要病因如下。

1.产后或流产后感染

分娩后产妇体质较虚弱,宫颈口未很好关闭,当软产道有损伤或宫腔有胎盘、胎膜残留等,病原体侵入宫腔引起感染;流产手术无菌操作不严格、术后阴道出血时间较长或宫腔内有组织残留,均可引起流产后感染。

2.宫腔手术操作后感染

如放置宫内节育器、刮宫术、输卵管通液、通气术、子宫输卵管碘油造影术、宫腔镜检查等。由于术前适应证选择不当或手术消毒不严格,都可引起感染。

3.经期卫生不良

使用不洁的月经垫或经期性生活等均可使病原体侵入,而经期子宫内膜剥脱面有扩张的血窦及凝血块,是细菌滋生的最佳环境,易引起感染。

4.邻近器官的炎症

如阑尾炎、腹膜炎、结肠炎等,可蔓延到盆腔引起盆腔炎。

5.慢性盆腔炎急性发作

（二）病理

1.急性子宫内膜炎、子宫肌炎

多为需氧菌和厌氧菌的混合感染,炎症侵入子宫而引起,多见于产后、流产后。

2.急性输卵管炎、输卵管积脓、输卵管卵巢脓肿、急性盆腔结缔组织炎

细菌由宫颈或宫壁的淋巴播散到盆腔结缔组织引起结缔组织充血、水肿、炎细胞浸润,以宫旁结缔组织最常见。病变累及输卵管浆膜层形成输卵管周围炎,然后累及肌层,输卵管黏膜层受累极轻或不受累。若炎症沿子宫内膜向上蔓延者,首先引起输卵管黏膜炎,黏膜充血、肿胀、渗出,管腔内有积脓,大量中性粒细胞浸润,重者上皮变性脱落、管腔粘连、伞端闭塞,形成输卵管积脓。发炎的输卵管伞端可与卵巢粘连而发生卵巢周围炎,称输卵管卵巢炎或附件炎。若脓肿与输卵管积脓

粘连贯通,即形成输卵管卵巢脓肿。病原体经淋巴管入侵盆腔结缔组织而引起急性盆腔结缔组织炎。

3.急性盆腔腹膜炎

盆腔感染严重,又未得到及时的控制,往往蔓延到盆腔腹膜,腹膜充血、水肿并有浆液性渗出,形成急性盆腔腹膜炎,盆腔脏器间粘连。当有大量脓性渗出液积聚于粘连的间隙内,则形成散在的小脓肿;若脓液积于子宫直肠陷凹则形成盆腔脓肿;若脓汁流入腹腔可引起弥漫性腹膜炎。

4.败血症及脓毒血症

多见于严重的产褥感染、感染性流产,亦可由放置宫内节育器、输卵管结扎术损伤脏器引起,大量细菌进入血液循环并大量繁殖形成败血症,感染的血栓脱落入血引起脓毒血症。若得不到及时的控制,可很快出现感染性休克,甚至死亡。

(三)临床表现

因炎症的轻重及范围大小不同,其临床表现亦不同。患者起病时往往出现下腹痛伴发热,疼痛的特点为一侧或双侧剧痛,用力按压则疼痛更明显,严重者可有高热、寒战、头痛、脉快、食欲差、全身乏力,阴道分泌物增多呈脓性或伴臭味,若有脓肿形成时,出现局部压迫症状,亦可有腰痛、尿频、排尿痛、腹泻、里急后重和排便困难等。有腹膜炎者出现恶心、呕吐、腹胀等消化系统症状。

患者呈急性病容,体温 39 ℃~40 ℃,初期呈持续性,脓肿形成时可转为间歇性,心率快,腹胀,下腹有压痛、反跳痛、肌紧张,肠鸣音减弱或消失。妇科检查:阴道及宫颈充血,宫颈有脓性分泌物流出,表面充血、水肿,举痛明显;子宫体略大,有压痛,活动受限;若为输卵管增粗,压痛明显;若为输卵管积脓,可触及输卵管呈腊肠状;有输卵管卵巢脓肿时,则可触及压痛明显的包块;宫旁结缔组织炎时,可扪及宫旁一侧或双侧有片状增厚;若有脓肿形成且位置较低时,则后穹隆触痛明显,可扪及后穹隆或侧穹隆,有肿块且有波动感;若脓肿破裂,则可出现全腹压痛、反跳痛、肌紧张,三合诊可协助进一步了解盆腔情况。

(四)诊断

根据病史、临床表现可做出诊断。还可做必要的化验检查,除化验血常规、尿常规外应取宫颈管黏液涂片或进行细菌培养及药物敏感试验,有一定的临床参考价值。有盆腔脓肿时,可取后穹隆穿刺液进行细菌培养及药物敏感试验,为合理选用抗生素提供依据。B 型超声等对急性盆腔炎的诊断亦有一定的意义。

(五)鉴别诊断

急性盆腔炎应与卵巢囊肿蒂扭转、急性阑尾炎、输卵管妊娠等鉴别。

(六)预防

做好经期、孕期、产褥期的卫生宣传工作,经期、妊娠后 2 个月和产褥期禁止性生活、盆浴等。严格掌握妇产科手术(如人工流产、放置宫内节育器、诊断性刮宫等)的手术适应证,做好术前准备,术中严格无菌操作,术后积极护理,预防感染。

(七)治疗

1.一般治疗

卧床休息,半卧位有利于脓液积聚于子宫直肠陷凹而使炎症局限,尽量减少不必要的妇科检查,以免炎症扩散;给予对症处理,若有高热采用物理降温,腹胀可给予胃肠减压,加强营养,纠正电解质紊乱和酸碱平衡,必要时少量输血。

2.抗感染治疗

联合用药常选用:①青霉素或红霉素与氨基糖苷类药物及甲硝唑联合应用,青霉素240万～1000万 U/d 静脉滴注,病情好转后改为120万～240万 U/d;红霉素 1～2 g/d,分 3～4 次静脉滴注;庆大霉素 16万～24万 U/d,分 2～3 次静脉滴注;甲硝唑注射液 250 mg,静脉滴注每次 8 h,病情改善后改为口服 400 mg/次,3 次/天。②第 1 代头孢菌素与甲硝唑联合,头孢噻吩(先锋霉素)2 g/d,分 4 次肌内注射;头孢唑啉(先锋霉素 V)每次 0.5～1 g,静脉滴注,2～4 次/天;甲硝唑用法同上。另外还有第 2 代、第 3 代头孢等广谱抗生素可根据药物敏感试验选择使用。

3.中药治疗

为清热解毒,凉血化瘀,可用银翘解毒汤加减治疗。

4.手术治疗

经药物治疗 48～72 h,体温持续不降,中毒症状加重或肿块增大者,应及时手术;输卵管脓肿或输卵管卵巢脓肿,经药物治疗,肿块仍未消失和有感染扩散的迹象,可手术治疗,若患者突然腹痛加剧,伴有寒战、高热、恶心、呕吐、腹胀、拒按、腹膜炎及中毒性休克等表现,需立即剖腹探查,有效引流。

二、慢性盆腔炎

慢性盆腔炎(CPID)常为急性盆腔炎治疗不彻底或因患者体质较弱,病程迁延所致,有时可无急性炎症病史。慢性盆腔炎病情较顽固,当机体抵抗力较弱时,可急性发作。

(一)病理

1.慢性输卵管炎与输卵管积水

多为双侧,输卵管增粗,管腔常粘连,伞端闭锁,并与周围组织粘连。当输卵管伞部和峡部粘连闭锁时,浆液性渗出物积聚而形成输卵管积水。积水的输卵管表面光滑,形似腊肠或曲颈的蒸馏瓶状,卷曲向后,游离或与周围组织粘连。

2.输卵管卵巢炎与输卵管卵巢囊肿

输卵管炎症常波及卵巢并发生粘连,形成输卵管卵巢炎。输卵管积水贯通卵巢,则形成输卵管卵巢囊肿。也可由于输卵管卵巢脓肿的脓汁吸收而成。

3.慢性盆腔炎结缔组织炎

炎症蔓延至宫旁结缔组织和子宫骶骨韧带等处,使纤维组织增生变硬,子宫常被粘连牵向一侧或固定不动,形成冰冻骨盆。

(二)临床表现

1.症状

(1)全身症状不明显,有时仅有低热。病程较长,部分患者可出现如精神不振、失眠、全身不适等。

(2)慢性炎症可致盆腔充血,常引起下腹部坠胀感和牵拉感、疼痛及腰骶部酸痛。常于劳累、性交后及月经前后加重。

(3)由于盆腔淤血,常有经量增多现象;卵巢功能损害时可致月经失调及痛经;输卵管粘连阻塞时可导致不孕。

2.体征

子宫常呈后位或偏向一侧,活动受限或粘连固定;若为输卵管炎,可触及增粗的输卵管呈条索状,并有轻微压痛;若形成输卵管积水或输卵管卵巢囊肿时,则在盆腔一侧或两侧触到囊性肿物,多粘连于子宫侧后方较低的部位,固定不动;若为盆腔结缔组织炎,子宫一侧或两侧有片状增厚、压痛,子宫骶骨韧带增粗、变硬、压痛明显。

(三)诊断

有急性盆腔炎病史或症状、体征明显者不难诊断,无明显急性盆腔炎病史及临床表现不明显的病例诊断必须慎重。应注意与子宫内膜异位症、陈旧性异位妊娠、盆腔结核、卵巢肿瘤等鉴别。确诊有困难者,可借助辅助检查,如 B 型超声、盆腔 CT、磁共振成像等,必要时可行腹腔镜检查或剖腹探查。

(四)预防

积极、彻底地治疗急性盆腔炎,加强卫生宣教,锻炼身体,增强体质。

(五)治疗

治疗原则:采取综合措施,积极合理治疗。尽量保留卵巢功能,为不孕患者争取受孕机会,取得根治效果。

1.一般治疗

为患者解除思想顾虑和精神压力,指导患者增加营养,适当锻炼,增强战胜疾病的信心。

2.抗生素应用

对局部压痛明显、急性或亚急性发作者,可使用抗生素。常用药物有青霉素、头孢菌素与甲硝唑。可以静脉注射或口服。同时给糜蛋白酶 5 mg 或玻璃酸酶(透明质酸酶)1500 U,肌内注射,隔日 1 次,5~10 次为 1 个疗程,可松解粘连,促进炎症吸收。必要时用抗生素的同时口服泼尼松 5 mg 或地塞米松 0.75 mg,4 次/天,每周减药 1 次,4 周为 1 个疗程;也可采用经腹穿刺注药治疗,穿刺点取左髂前上棘与脐连线中外 1/3 交界处,留置硬膜外导管 1 枚,取甲硝唑 250 mL。庆大霉素 24 万 U、糜蛋白酶 4000 U、地塞米松(氟美松)5 mg,经导管注入 1 次/天,7~10 天为 1 个疗程。

3.物理疗法

常用的物理疗法有短波、超短波、离子透入(可加各种药物如青霉素、链霉素)等。一般主张与抗生素同时应用。其原理为利用湿热的良性刺激促进盆腔局部血液循环,改善组织的营养状态,提高新陈代谢以利于炎症的吸收和消退。

4.手术治疗

有肿块如输卵管积水或输卵管卵巢囊肿,长期非手术治疗无效而症状明显或反复急性发作者可手术切除病灶;年龄大无生育要求者可行子宫全切除术及双侧附件切除术。

5.中药治疗

慢性盆腔炎以湿热型居多,治疗则以清热利湿为主,可内服,也可用红藤、鱼腥草、蒲公英、紫花地丁、赤芍等各 30 g,水煎,浓缩成 100 mL,药温 39 ℃,患者取侧卧位,以 5 号导尿管插入肛门 14 cm 以上,药液于 30 min 内缓慢注完,保留至次日清晨,1 次/天,10 次为 1 个疗程。

第十节　宫颈炎

子宫颈炎是妇科常见的疾病之一,包括宫颈阴道部及宫颈管黏膜炎症,有急性和慢性两种。

一、急性宫颈炎

(一)病因

急性宫颈炎是指从子宫颈外口直到子宫颈内口的子宫颈黏膜、黏膜下组织发生的急性感染。病原体为淋球菌或普通的化脓菌,如葡萄球菌、链球菌、大肠埃希菌及厌氧菌等。普通细菌感染多见于产后、流产后。

(二)临床表现

主要症状是白带增多,脓性,有臭味,患者有盆腔坠胀不适,腰背痛及尿频、尿急、性交痛。检查可见宫颈充血、水肿,有脓性分泌物从宫口流出,量多。若为淋球菌感染,症状更明显,白带呈黄色脓性,同时伴发急性尿道炎、阴道炎、子宫内膜炎,有不同程度的发热及白细胞增多。根据病史、临床表现及分泌物涂片病原体检查可诊断。

(三)治疗

局部治疗和全身治疗。用 1∶5000 高锰酸钾溶液坐浴,子宫颈可涂呋喃西林粉剂或磺胺粉剂,如果合并子宫内膜炎,暂不做阴道冲洗,应积极治疗子宫内膜炎。全身治疗主要针对病原体。常用的药物有第三代头孢菌素(如头孢曲松钠、头孢克肟)、喹诺酮(环丙沙星、氧氟沙星)。

二、慢性宫颈炎

慢性宫颈炎是妇科最常见的疾病之一。慢性宫颈炎不仅影响妇女的健康和受孕,还与子宫颈癌的发病有一定的关系。因此,积极有效地预防和治疗慢性子宫颈炎,对维护妇女的健康和预防子宫颈癌有重要意义。

(一)病因

慢性宫颈炎是一个多病因的慢性病理过程,长期慢性炎症刺激和损伤是慢性子宫颈炎的主要诱因。由于分娩、流产和手术损伤,以及不洁性生活损伤宫颈之后,病原体入侵而引起。常见的病原体有葡萄球菌、链球菌、大肠埃希菌及厌氧菌等。子宫颈长期浸于阴道炎的白带中,致使鳞状上皮脱落,为病原体的侵入创造条件。另外,用高浓度的酸性或碱性溶液冲洗阴道或放置腐蚀性较强的药物片剂或栓剂,亦可造成炎症。

(二)病理

1.宫颈糜烂

宫颈外口处的宫颈阴道部外观呈红色区域称宫颈糜烂。由于炎症刺激,宫颈阴道部的正常复层鳞状上皮细胞逐渐脱落,由柱状上皮所代替,因柱状上皮抵抗力低,病原体易于侵入引起炎症。柱状上皮薄,皮下毛细血管显露,使炎症区呈鲜红色,并非真糜烂。

(1)分型:由于柱状上皮及间质增生程度不同,宫颈糜烂可分为 3 型:单纯型糜烂是指炎症初期,糜烂面仅为单层柱状上皮覆盖,表面平坦;颗粒型是指糜烂面凹凸不平,呈颗粒状,此因宫颈上皮和间质增生所致;乳头型是指间质进一步增生,表面凹凸不平更显著,形成乳头状突起。

(2)分度:根据糜烂面积的大小分 3 度:轻度(Ⅰ度)糜烂指糜烂面积小于整个宫颈面积的 1/3;中度(Ⅱ度)糜烂是指糜烂面积占整个宫颈面积的 1/3~2/3;重度(Ⅲ度)糜烂是指糜烂面积占整个宫颈面积的 2/3 以上。

子宫颈糜烂有其特殊的愈合过程,在炎症消退的情况下,病变周围的鳞状上皮向覆盖糜烂面的柱状上皮下方生长,逐渐将柱状上皮推开,由鳞状上皮重新覆盖。或宫颈黏膜的储备细胞增生,化生为鳞状上皮细胞,顶替柱状上皮而愈合,称为鳞状上皮化生。鳞状上皮化生是炎症愈合过程的一个阶段,与非典型增生不同,不是癌前病变。

2.宫颈肥大

慢性炎症的长期刺激可使子宫颈组织充血、水肿、炎细胞浸润,腺体、间质组织增生,宫颈呈不同程度的肥大,表面光滑、质硬,宫颈可比正常大 2~4 倍。

3.宫颈息肉

炎症使宫颈管黏膜增生,因子宫有排除异物的倾向,使增生的黏膜逐渐自基底部向子宫外口突出,形成息肉。直径一般小于 1 cm,单个或多个,色红,舌形,质软而脆,易出血,蒂细长,除去后常复发。组织学检查可见息肉中心为结缔组织充血、水肿、炎细胞浸润,表面覆盖一层高柱状上皮。

4.宫颈腺囊肿

在宫颈糜烂愈合的过程中,新的鳞状上皮覆盖宫颈腺口或深入腺管,使管腔变窄甚至阻塞,腺体分泌引流受阻、潴留而形成囊肿。表现大小不一,小到米粒,大至黄豆,呈青白色内含无色黏液,表面光滑,呈半透明状,囊肿突出宫颈表面。

5.宫颈黏膜炎

病变局限于宫颈管内的黏膜及黏膜下组织,黏膜增生向外口突出,可见宫颈口充血、子宫颈外观光滑,仅见宫颈外口有脓性分泌物。由于宫颈管黏膜及黏膜下组织充血、水肿、炎细胞浸润和结缔组织增生,可使宫颈肥大。

(三)临床表现

主要症状是阴道分泌物增多,呈乳白色黏液状,有时为淡黄色脓性,伴息肉形成时可有血性白带或接触性出血。若炎症沿子宫骶骨韧带扩散至盆腔,可有腰骶部疼痛、性交痛和下坠感。黏稠白带不利于精子穿过,可引起不孕。检查可见宫颈有不同程度的糜烂、肥大、充血、水肿,有时质较硬,有息肉、裂伤、外翻及宫颈腺体囊肿等不同程度炎性病理类型。

(四)诊断

根据病理类型及临床表现诊断。由于宫颈糜烂与宫颈上皮内瘤样变和早期宫颈癌外观上难以鉴别,需做常规宫颈刮片查癌细胞,排除子宫颈癌,必要时行阴道镜及宫颈活体组织检查。

(五)预防

加强卫生宣传,定期妇科检查。避免分娩裂伤或器械损伤宫颈,一旦裂伤应及时缝合,继续推广"治炎—普查—防癌"的措施。

(六)治疗

慢性炎症以局部治疗为主,可采用药物治疗、物理疗法、手术疗法,以物理疗法最常用。

1.宫颈糜烂

(1)物理疗法:物理疗法的原理是以各种方法破坏糜烂面的柱状上皮,使之坏死脱落,为新生的鳞状上皮所覆盖。常用的方法有激光、冷冻、红外线凝结及微波疗法等。创面愈合需 3～4 周,病变较深者需 6～8 周。

物理治疗注意事项:①治疗前,应做常规宫颈刮片行细胞学检查;②有急性炎症者列为禁忌;③物理疗法的治疗时间应在月经过后 3～7 天内进行;④物理疗法术后均有阴道分泌物增多,甚至有大量水样排液,在术后 1～2 周脱痂时可有少许出血;⑤各种物理治疗术后均要求患者 5 周复查,创面愈合期间(4～8 周)禁止性生活、盆浴、阴道冲洗;⑥对未生育过的女性慎用物理疗法,以免影响受孕机会。

(2)药物治疗:适用于糜烂面积小和炎症浸润较浅的病例。过去用局部涂硝酸银等腐蚀剂的方法,现已少用。有些药物有一定疗效,如爱宝疗,用法是用无菌棉球局部涂药,一次压 2～3 min,每周 2 次,4 次为 1 个疗程。

(3)手术治疗:因一般通过物理治疗和药物治疗可以痊愈,手术治疗已很少采用。久治不愈的、糜烂面较深较广的或累及宫颈管者,可考虑行宫颈锥形切除术。

2.宫颈息肉

行息肉摘除术,病理检查排除恶变,反复发作者,可用激光或微波对息肉根部照射。

3.宫颈腺体囊肿

用无菌针头刺破,或延长激光照射时间。

4.宫颈黏膜炎

可以全身用药,取宫颈管分泌物进行细菌培养及药物敏感试验,选择敏感的抗生素治疗。

第十一节　生殖器结核

由结核分枝杆菌(简称结核杆菌)引起的女性生殖器炎症称为生殖器结核,又称结核性盆腔炎。多见于 20～40 岁的妇女,也可见于绝经后的老年妇女。

一、传染途径

生殖器结核常继发于身体其他部位结核如肺结核、肠结核、腹膜结核等,约 10% 肺结核患者伴有生殖器结核。多数患者在日后发现生殖器结核时,其原发病灶多已痊愈。生殖器结核常见的传染途径有以下几种。

(一)血行传播

血行传播为最主要的传播途径。青春期时生殖器发育,血供丰富,结核菌易借血行传播。由于输卵管黏膜有利于结核菌的潜伏感染,结核杆菌首先侵犯输卵管,然后依次扩散到子宫内膜、卵巢,侵犯宫颈、阴道、外阴者较少。

(二)直接蔓延

腹膜结核、肠结核可直接蔓延到内生殖器。

(三)淋巴传播

较少见。消化道结核可通过淋巴管传播感染内生殖器。

(四)性交传播

极罕见。

二、病理

(一)输卵管结核

占女性生殖器结核的 90%～100%，双侧性居多。输卵管结核的特有表现是输卵管增粗肥大，其伞端外翻如烟斗嘴状；也可表现为伞端封闭，管腔内充满干酪样物质；有的输卵管增粗，管壁内有结核结节；有的输卵管僵直变粗，峡部有多个结节隆起。输卵管浆膜面可见多个粟粒结节，有时盆腔腹膜、肠管表面及卵巢表面也布满类似结节，或并发腹水型结核性腹膜炎。输卵管常与其邻近器官广泛粘连。

(二)子宫内膜结核

常由输卵管结核蔓延而来，占生殖器结核的 50%～80%。早期病变出现在宫腔两侧角，子宫大小、形状无明显变化，随着病情进展，子宫内膜受到破坏，最后形成瘢痕，可使宫腔粘连变形、缩小。

(三)卵巢结核

主要由输卵管结核蔓延而来，占生殖器结核的 20%～30%，通常表现为卵巢周围炎，侵犯卵巢深层者较少。少数卵巢结核由血液循环传播而致，可在卵巢深部形成结节及干酪样坏死性脓肿。

(四)宫颈结核

常由子宫内膜结核蔓延而来或经淋巴或血液循环传播，较少见。

(五)盆腔腹膜结核

多合并输卵管结核。根据病变特征分为渗出型及粘连型。渗出型以渗出为主，特点为腹膜及盆腔脏器浆膜面布满无数大小不等的散在灰黄色结节，渗出物为浆液性草黄色澄清液体，积聚于盆腔，有时因粘连形成多个包裹性囊肿；粘连型以粘连为主，特点为腹膜增厚，与邻近脏器紧密粘连，粘连的组织常发生干酪样坏死，易形成瘘管。

三、临床表现

依病情轻重、病程长短而异。有的患者无任何症状，有的患者则症状较重。

(一)不孕

在原发性不孕患者中生殖器结核为常见原因之一。由于输卵管黏膜破坏与粘连，常使管腔堵塞；或因输卵管周围粘连，虽管腔保持部分通畅，但黏膜纤毛被破坏，输卵管僵硬、蠕动受限，丧失运输功能。另外，子宫内膜结核妨碍受精卵的着床与发育，也可致不孕。

(二)月经失调

早期因子宫内膜充血及溃疡，可有经量过多或经期延长；晚期因子宫内膜遭不同程度破坏而表现为月经稀少或闭经。

（三）下腹坠痛

由于盆腔炎症和粘连，可有不同程度的下腹坠痛，经期加重。

（四）全身症状

全身症状不明显，若为活动期，可有结核病的一般症状，如发热、盗汗、乏力、食欲缺乏、体重减轻等。

（五）全身及妇科检查

由于病变程度与范围不同而有较大差异，多数患者无明显症状和体征，常因不孕行诊断性刮宫、子宫输卵管碘油造影及腹腔镜检查才发现患者有盆腔结核。严重盆腔结核常合并腹膜结核，检查腹部时有柔韧感或腹水征，形成包裹性积液时，可触及囊性肿块，边界不清，活动差，表面因有肠管粘连，叩诊空响。子宫一般发育较差，活动受限。若附件受累，在子宫两侧可触及条索状的输卵管。若输卵管与卵巢等粘连则形成大小不等及形状不规则的肿块，质硬，表面不平，呈结节状突起。

四、诊断

多数患者无明显症状与体征，易漏诊、误诊。为提高确诊率，应详细询问病史，特别是当患者有原发不孕、月经稀少或闭经，未婚女青年有低热、盗汗、盆腔炎或腹水，慢性盆腔炎久治不愈，既往有结核病接触史或本人曾患肺结核、胸膜炎时，均应考虑有生殖器结核的可能。下列辅助诊断方法可协助诊断。

（一）子宫内膜病理检查

子宫内膜病理检查是最可靠的诊断依据。于经前1周或月经来潮6 h内行刮宫术。术前3日及术后4日内应每日肌内注射链霉素0.75 g及口服异烟肼0.3 g，以防刮宫引起结核病灶扩散。刮宫时注意刮取子宫角部内膜，并将刮出物送病检，若找到典型结核结节即可确诊。

（二）X线检查

1.X线拍片

肺、盆腔、胃肠道和泌尿系统拍片检查有助于发现原发病灶。

2.子宫输卵管碘油造影可见到下列征象

（1）宫腔狭窄或变形，边缘呈锯齿状。

（2）输卵管管腔有多个狭窄部分，呈典型串珠状或显示管腔细小而僵直。

（3）在盆腔淋巴结、输卵管、卵巢部位有钙化灶。

（4）若碘油进入子宫一侧或两侧静脉丛，应考虑有子宫内膜结核的可能。

（三）腹腔镜检查

能直接观察子宫、输卵管浆膜面有无粟粒结节，并可取腹腔液行结核菌培养，或取病灶做活检。

（四）结核菌检查

取月经血、宫腔刮出物或腹腔液做结核菌检查，常用方法：①涂片抗酸染色查找结核菌。②结核菌培养，虽准确，但需1～2个月才能得到结果。③分子生物学方法，如聚合酶链法（PCR），方法快速、简便，但可能出现假阳性。④动物接种，方法复杂，需时较长，难以推广。

（五）结核菌素试验

阳性说明体内曾有结核分枝杆菌感染，强阳性说明目前仍有活动性病灶，阴性一般表示未有过结核杆菌感染。

（六）其他

活动期红细胞沉降率增快，白细胞计数不高，淋巴细胞增多。这些化验检查均非特异性，只能作为诊断参考。

五、鉴别诊断

与慢性盆腔炎、子宫内膜异位症、卵巢肿瘤，尤其是卵巢癌鉴别。

六、治疗

采用抗结核药物治疗为主，休息营养为辅的治疗原则。

（一）抗结核药物治疗

抗结核药物治疗对 90％女性生殖器结核有效。遵循早期、联合、规律、适量、全程的用药原则。常用的抗结核药物有：①异烟肼 300 mg，每日 1 次，或每周 2～3 次，每次 600～800 mg。②利福平每日 450～600 mg（体重小于 50 kg，用 450 mg），早饭前顿服，便于吸收，间歇疗法为每周 2～3 次，每次 600～900 mg。③链霉素每日肌内注射 0.75 g。④乙胺丁醇每日口服 0.75～1 g，间歇疗法为每周 2～3 次，每次 1.5～2 g。⑤吡嗪酰胺每日 1.5～2 g，分 3 次口服。近年采用异烟肼、利福平、乙胺丁醇、链霉素及吡嗪酰胺等抗结核药物联合治疗，疗程为 6～9 个月（前 2～3 个月为强化期，后 4～6 个月为巩固期或继续期）。

1.对初次治疗的患者采用以下治疗方案

强化期 2 个月，每日链霉素、异烟肼、利福平、吡嗪酰胺四种药物联合应用，后 4 个月巩固期每日连续应用异烟肼和利福平，或巩固期间歇应用异烟肼和利福平，每周 3 次。

2.对治疗失败或复发的患者可采用下列方案

强化期 2 个月，每日链霉素、异烟肼、利福平、吡嗪酰胺四种药物联合应用，巩固期每日应用异烟肼、利福平、乙胺丁醇，连用 6 个月，或巩固期应用异烟肼、利福平、乙胺丁醇，每周 3 次，连用 6 个月。也可采用全程间歇疗法，强化期 2 个月，联合应用链霉素、异烟肼、利福平、吡嗪酰胺，每周 3 次；巩固期 6 个月，应用异烟肼、利福平、乙胺丁醇，每周 3 次。若对以上方案中的链霉素耐药，可用乙胺丁醇代替。

（二）支持疗法

急性患者至少应休息 3 个月，慢性患者可以从事部分工作和学习，但要注意加强营养，劳逸结合，增强体质。

（三）手术治疗

手术指征：①盆腔结核形成较大的包块或较大的包裹性积液。另外，盆腔包块经药物治疗后缩小，但不能完全消退。②治疗无效或治疗后又反复发作者。③子宫内膜结核严重，内膜破坏广泛，药物治疗无效者。为避免手术时感染扩散，提高手术后治疗效果，手术前后需应用抗结核药物治疗。手术以全子宫及双侧附件切除术为宜，对年轻妇女应尽量保留卵巢功能。术时应注意解剖关系，避免损伤。

七、预防

做好卡介苗接种,积极防治肺结核、淋巴结核和肠结核等。

第三章 产科妊娠疾病

第一节 妊娠剧吐

半数以上的孕妇自停经6周左右开始出现倦怠、择食、食欲下降、恶心、呕吐等早孕反应的症状，持续2~3个月自行缓解，一般对营养状况和生活影响不大。研究报道症状持续至妊娠14周缓解者达50%，至妊娠22周缓解者达到90%。妊娠期出现的这种恶心和呕吐常称为晨吐，但其实可出现于一日之间的任意时间，研究报道仅1.8%的孕妇表现为晨吐，而80%的孕妇一日之中有持续的恶心症状。

妊娠剧吐是指妊娠早期孕妇反应严重，恶心、呕吐频繁，不能进食，以致影响身体健康，甚至威胁生命的一种病理状态。发病率为0.3%~10%，常持续至妊娠20周之后。导致机体营养状况紊乱，主要表现为电解质平衡失调、体重减轻超过5%、酮症及尿酮体阳性，严重时出现肝、肾损害及视网膜出血；维生素B_1缺乏可诱发妊娠期韦尼克脑病，出现神经精神症状，病情危重时出现意识模糊、谵妄或昏迷、眼肌麻痹等；若病变累及红核及其联系的纤维，则可出现震颤、强直及共济失调，病死率极高。

一、诊断

若孕妇出现持续而严重的恶心和呕吐，需要首先确定为早期妊娠，并排除多胎妊娠、葡萄胎及甲状腺功能亢进；出现妊娠剧吐的营养状况紊乱征象时，需排除阑尾炎、肾盂肾炎、肝炎、胆囊炎、胰腺炎、消化性溃疡病、脑肿瘤等疾病。

检测到尿酮体阳性即可诊断妊娠剧吐，进一步进行血尿常规、血生化和肝肾功能检查，可发现血细胞比容升高，尿比重升高，低血钠、低血钾、低氯性碱中毒，转氨酶AST、ALT升高至正常值的1~2倍或以上等实验室指标的异常。部分妊娠剧吐的患者会出现暂时性甲状腺功能亢进的生化改变——游离T3、T4升高、TSH降低，但通常至18周缓解，无须治疗，也不影响妊娠结局。出现神经精神症状时要警惕韦尼克脑病。

二、治疗措施

对于妊娠剧吐患者，最重要的是摄入足够的液体以防止脱水，因为脱水会加重恶心症状。不耐受口服液体的患者，必须入院进行静脉补液和止吐治疗。尿酮体超过++的患者，亦应住院治疗。最初几天禁食，精确记录出入液体量。

（一）心理治疗

对早孕期呕吐的患者，注意患者的精神状态，给予精神安慰和鼓励，可能会对其他治疗手段起辅助作用。

（二）饮食治疗和生活方式调整

合理指导饮食，建议患者少量多次饮水或其他液体，如放掉气体的柠檬水、稀释的果汁、淡茶及清汤等;少量多次进食,避免一次大量进食;避免空腹,在两餐之间少量加一些清淡的点心;晨起呕吐者在起床前进食一些饼干可能有效;咸味的食物可能有帮助,如炸薯条或者咸味饼干;避免油腻、辛辣的食物或其气味;睡觉前进食一些含碳水化合物的、干燥的、易于消化的低脂食物及含蛋白质的点心;进餐时不同时饮用液体。

生活方式方面的建议包括:充分利用一日之中感觉良好的时间,在感觉最好或饥饿时合理进食;如果不耐受热的食物的气味,可以待食物冷却后进餐;出现恶心症状时避免突然活动;避免应激事件等措施。

(三)补液及药物治疗

1.静脉补液:静脉补液以纠正脱水、酸碱平衡及电解质紊乱是妊娠剧吐的初治方案。每天应给予足量液体和热量,可给予生理盐水及10%葡萄糖液静滴,总液体输入量不低于3000 mL,并需要对患者脱水的严重程度进行评估后决定具体输液总量。每天输入最少9 g氯化钠、6 g氯化钾,保证尿量每天不低于1000 mL。静脉补液时应避免过快补足平衡钠盐液体,尤其是存在低钠血症的患者。经研究已证实静脉补液过快可能导致严重并发症——中央脑桥脱髓鞘病变,严重者可导致死亡。

2.补充维生素:传统补液方案中常在氯化钠、氯化钾液体组中加入维生素B_6静滴。维生素B_6的治疗量一般为30~75 mg/d,最高可达100 mg/d。待症状减轻后可由静脉改为口服。维生素B_6口服10~25 mg,一日3次,是FDA批准的妊娠期A类用药。重症患者给予维生素B_1肌注,预防韦尼克脑病的发生。

3.止吐药物:初始可采取静脉或直肠途径给药,待症状开始缓解可改为口服给药。尤其当患者出现脱水、酮症或电解质紊乱时可选用止吐药物。参考FDA妊娠期药物分级,尽量选择已证实相对安全而有效的药物。

常用止吐药物的用药方案包括:苯吡拉明口服,一日2次,早晨12.5 mg,加维生素B_6 10 mg,晚上25 mg。甲氧氯普胺(胃复安)口服,一日3~4次,10 mg/次。

4.激素治疗:一般治疗2~3天后,病情迅速好转,呕吐减轻或停止,尿酮体转阴,可少量进流质,逐渐增加食量。如重症患者症状无明显改善可应用糖皮质激素。可选用氢化可的松200~300 mg入液静滴3天,之后,剂量每隔2~3天减半至停药。也可选用泼尼松、泼尼松龙,方案:①泼尼松龙口服,5~10 mg/次,一日3次;或20 mg/次,一日2次,均在3天后逐渐减量至停药;②泼尼松龙口服,16 mg/次,一日3次,连续3日后每隔3天剂量减半,持续2周左右停药。

5.生姜治疗:可尝试生姜疗法作为辅助手段。350 mg口服,一日3次或250 mg,一日4次。或补充含有生姜的点心。

6.全胃肠外营养治疗(TPN):需要进行TPN治疗时,应与胃肠外科医师协作。TPN方案需要个体化,根据每例患者对热量、流质、三大营养物质及微量营养物等增长的需要进行制定。推荐流质摄入量30 mL/(kg·d)以上。TPN液体中的葡萄糖为主要功能物质,为防止高血糖症的发生,应监测血糖浓度3.89~6.66 mmol/L。注意预防导管相关性血栓栓塞症、导管闭塞、气栓及感染等TPN并发症的发生。

(四)中医治疗

中医对孕妇呕吐严重,甚至不能进食者称为"妊娠呕吐"或妊娠恶阻,认为怀孕后阴血聚以养胎,冲脉之气上逆,胃气下降,升降失调所致。治法以调气和胃,降逆止呕为主,佐以安胎和血。

处方:陈皮、竹茹各 9 g,枳壳 6 g,麦冬 9 g,川贝、生姜各 3 g(调气和胃,降逆止呕),砂仁、厚朴各 9 g,白术 15 g,杜仲 12 g(理气健脾安胎),柴胡 3 g,黄芩 6 g(清解少阳),当归 3 g,川芎 9 g(养血和血)。水煎服,少量多次。

用针灸治疗妊娠呕吐者,穴位:中脘、内关、建里、幽门、足三里、三阴交。每日 1 次,3~5 天后隔日 1 次。

经治疗多数孕妇症状改善后可下床活动,但不宜过早出院,否则常可复发,等恢复日常活动量后方可出院。

(五)终止妊娠

经以上治疗 5~7 天后病情仍不能改善,仍持续频繁呕吐,特别是体温增高达 38 ℃以上,心率持续超过 120 次/min,或出现黄疸、谵妄或昏迷、视网膜出现多发性神经炎时应考虑终止妊娠。妊娠剧吐的预后一般较好,仍必须采取积极治疗方能阻止病情的发展。目前已很少有发展到极严重阶段而需终止妊娠者。

第二节 流产

我国对流产(abortion)的定义是妊娠于 28 周前终止,胎儿体重少于 1000 g 者;美国流产的定义是 20 周前终止妊娠,胎儿体重少于 500 g 者。流产根据发生的时间可分为早期流产和晚期流产,两者以妊娠 12 周为界。又根据流产方式的不同,分为自然流产和人工流产,前者指胎儿尚无独立生存能力,也未使用人工方法,因某种原因胚胎或胎儿自动脱离母体排出;后者指因某种原因使用人工方法终止妊娠。本节只介绍自然流产。

流产的原因很多,胚胎染色体异常是最常见的原因,占早期流产的 50%~60%。母体全身性疾病和生殖器官异常也可引起流产,如严重的心脏病、糖尿病、甲状腺功能减退、抗磷脂综合征、黄体功能不全、宫颈功能不全等,外伤和妊娠期腹部手术操作也可以诱发流产。环境因素如有毒化学物质、化疗药物、放射线、高温等也可致流产。部分自然流产病例利用目前已有的知识和技术尚无法查找出致病因素,称为原因不明性自然流产。

一、临床类型

流产的临床类型实际上是流产发展的不同阶段。流产大多有一定的发展过程,虽然有的阶段临床表现不明显,且不一定按顺序发展。但一般有下列几种过程,即先兆流产、难免流产、不全流产和完全流产。此外,流产尚有几种特殊情况。

(一)先兆流产

有停经及早孕反应,出现阴道流血,量少于既往月经量,色红,无痛或轻微下腹痛,伴下坠感及腰酸痛。妇科检查宫颈口未开,子宫大小与停经月份相符。妊娠试验阳性,超声检查见到胎心搏动。但经保胎处理后,可能继续妊娠至足月。

(二)难免流产

流产已不可避免,多由先兆流产发展而来,腹痛加重,阴道流血增多,超过正常月经量,且有血块排出,胎膜已破。妇科检查宫颈口已开,子宫与停经月份相符或略小,可能在宫颈内口触及胚胎组织。流产势必发生,妊娠已不能继续。

(三)不全流产

妊娠物已部分排出体外,尚有部分残留子宫腔内,影响子宫收缩,阴道流血不止,可因流血过多而致休克。妇科检查宫颈口已开,有大量血液自宫腔内流出,有时见妊娠组织堵塞子宫颈口。一般子宫小于停经月份,但如果宫腔内积血,子宫可增大。

(四)完全流产

妊娠物已全部排出,阴道流血减少,逐渐停止,腹痛消失。妇科检查宫颈口关闭,子宫接近正常大小。

(五)稽留流产或过期流产

胚胎或胎儿已死亡滞留在宫腔内尚未自然排出者。可分为两种类型,一种是沉默流产,超声提示宫内妊娠,胚芽>6 mm,而无胎心搏动;另一种是无胚性妊娠,超声提示妊娠囊>20 mm 而无胎芽。早期妊娠时表现正常,胎儿死亡后子宫不继续增长,甚至缩小。胎儿死亡时间过久可导致严重的凝血功能障碍。此时早孕反应消失,妇科检查子宫颈口未开,子宫不再增大反而缩小,子宫大小与孕龄可差 2 个月以上。

(六)流产感染

流产过程中,若阴道流血时间过长、有组织残留子宫腔内或非法堕胎等,有可能引起宫腔内感染,严重时感染可扩展到盆腔、腹腔甚至全身,并发盆腔炎、腹膜炎、败血症及感染性休克等。

(七)反复流产

反复流产也称为复发性自然流产或反复性自然流产,指连续自然流产 2 次以上。习惯性流产指连续发生 3 次或 3 次以上自然流产者,且流产往往发生于同一月份,而流产的过程可经历前述的临床类型。近年来国际上用反复流产取代习惯性流产。

二、诊断

根据停经史、阴道流血、腹痛情况、有无组织从阴道排出等症状,妇科检查子宫颈口是否已开,有无组织堵塞,子宫大小是否与停经月份相符,有无压痛,双附件有无包块,一般可初步做出诊断,确切诊断还需要辅助检查。

(一)B 超

目前的超声仪器图像分辨率清晰,对早期各类流产进行超声检查,符合率高,非常有助于流产的早期诊断和治疗。尤其是近年阴道探头检查早期妊娠及早期流产,比经腹检查更为优越。正常一般在孕 5~6 周可见妊娠囊,孕 6~7 周可见胎芽及胎心搏动,经阴道探头比经腹更早。

(二)激素测定

血 β-hCG 的定量测定可了解流产的预后,若 β-hCG 每 48 h 增加不超过 66%,提示预后不良,可能发生不可避免的流产。内分泌异常所致的流产,可根据不同情况测定激素,如果怀疑黄体功能不全,可测定黄体酮观察其动态变化。测定血中绒毛膜促性腺激素(hCG)和(或)黄体酮的水平可有助于判断先兆流产的预后。

(三)流产胚胎的检查

反复流产者一旦又发生流产,有必要对流产的胚胎做细胞遗传学、形态学及组织学检查,以寻找此次流产的原因及预测以后妊娠的结局。

(四)宫颈功能不全

妊娠期子宫颈管很短,甚至将近消失,内外口皆松弛,可容指,有时可触及膨出的羊膜囊或可见羊膜囊膨出。B超检查:

1.宫颈缩短:宫颈长度正常在3 cm以上,2.5~3 cm属于临界,2.5 cm以下为过短,最极端可表现为宫颈管全长都扩张而无任何闭合的部分。

2.宫颈管扩张:宫颈内口、颈管及外口同时扩张呈筒柱状,可伴或不伴宫颈缩短。

3.宫颈内口扩张:颈管缩短,羊膜囊楔形嵌入颈管。

4.子宫下段展伸、延长并出现轮状收缩:此为先兆流产、早产影像。

5.羊膜囊脱垂入颈管:前羊膜囊可经扩张内口突入颈管内,甚至阴道内,此为即将流产、早产影像。

三、治疗措施

(一)先兆流产

临床上以保胎治疗为原则,约60%先兆流产经恰当治疗能够继续妊娠。对患者进行心理指导,减少患者不必要的思想紧张与顾虑,建议卧床休息,禁忌性生活。阴道检查操作注意轻柔。注意合理营养,可给予维生素E100 mg/d口服。黄体功能不足的患者,可选用黄体酮20 mg肌注,1~2次/日;不耐受肌注者可选择地屈黄体酮,起始口服40 mg,随后每8 h口服10 mg,连续服用至症状消失后1周;或绒毛膜促性腺激素1000~2000 U/d肌注。治疗两周,若症状不见缓解或反而加重,应在B超监护下了解胚胎发育情况,避免不必要的保胎。β-hCG测定持续不升或反而下降,表明流产不可避免,应终止妊娠。甲状腺功能减退者补充甲状腺素。晚期妊娠先兆流产可服用宫缩抑制剂,宫颈功能不全者于妊娠14~16周时行宫颈环扎术。

(二)难免流产

一旦确诊,原则上应尽早使胚胎及胎盘组织完全排出。符合下列条件的患者可以采用期待疗法:流产发生于妊娠12周前,无发热,血压和心率稳定,无过量流血以及难以忍受的腹痛者,一般观察治疗7天左右。期待治疗出现过量出血时需要转而手术治疗,也可以在确诊后立即采取药物或手术治疗。早期流产可选择米索前列醇经阴道或口服途径给药400~800 μg,或行负压吸宫术使胚胎排出;晚期流产吸宫或刮宫有困难者,可用缩宫素10 U加于5%葡萄糖液500 mL内静滴以促进子宫收缩,流血多时,子宫口开大,配合手术取出胚胎。当胎儿及胎盘排出后需检查是否完全,必要时进一步行刮宫术。

(三)不全流产

治疗原则是完全清除宫腔内胚胎组织。部分患者可采用期待疗法,条件与难免流产的患者选择相似。流血不多,较为稳定的患者可应用药物治疗,米索前列醇经阴道或口服途径给药400~800 μg。如果流血多休克者,应在输血输液纠正休克的同时,及时行吸宫术或钳刮术,并给予铁剂、中药纠正贫血。出血时间较长者,给予抗生素预防感染。

（四）完全流产

如无感染征象，一般不需特殊处理。但胚胎组织是否完全排出，结合 B 超等辅助手段正确判断。

（五）稽留流产

处理前常规检查凝血功能，并做好输血准备。若凝血功能正常，可口服米非司酮 50 μg，每12 h 一次，共 3 次后，再给予米索前列醇 600 μg 口服或经阴道给药使胚胎排出；子宫小于 12 孕周者，也可行刮宫术，子宫大于 12 孕周者，可静脉滴注缩宫素（5～10 U 加入 5％葡萄糖液内），也可用前列腺素或其他方法等进行引产。若凝血功能障碍，应尽早使用肝素、纤维蛋白原及输新鲜血等。待凝血功能好转后，再行刮宫术或引产。

（六）感染性流产

积极控制感染，若阴道流血不多，应用广谱抗生素 2～3 日，待感染控制后再行刮宫。若阴道流血量多，静脉滴注广谱抗生素和输血的同时，用卵圆钳将宫腔内残留组织夹出，使出血减少，切不可用刮匙全面搔刮宫腔，以免造成感染扩散。术后继续应用抗生素，待感染控制后再彻底刮宫。若已并发感染性休克，应积极纠正休克。若感染严重或腹、盆腔有脓肿形成时，应行手术引流，出现败血症时可考虑全子宫切除术。

（七）反复流产的治疗

治疗原则是针对病因进行治疗。

1.染色体异常的治疗：对夫妇一方或双方为染色体异常携带者所引起的反复流产尚无有效的治疗方法，只能尽量避免再怀孕染色体异常胎儿。通常采取遗传咨询，估计染色体异常胎儿复发风险概率。如复发风险高，最好采用供者精子（男方为携带者）或卵子（女方为携带者）做体外受精、胚胎移植。如复发风险低，可令其妊娠，怀孕后做绒毛活检、羊膜腔穿刺等产前诊断，如发现染色体异常胎儿则终止妊娠。

2.内分泌治疗：黄体功能不全的治疗主要包括促进卵泡发育，使黄体功能健全及补充黄体酮（黄体酮）分泌不足两方面。①孕激素：黄体功能不全者补充孕激素，能使子宫内膜呈正常的分泌期变化。用法为黄体酮 20 mg，每日 1 次，从基础体温上升后第 3 天开始连用 10～12 周，有效率为 92％。妊娠后开始给予黄体酮对黄体功能不全所致的反复流产无明显治疗作用。②hCG：hCG 的用量及用法有多种，常用的为排卵期肌内注射 1 次，剂量为 5000～10 000 U，以利排卵及卵泡充分黄素化，然后每 2～4 天肌注 2000～5000 U，连用 12 周。hCG 的治疗时间比较重要，在月经周期中，hCG 给予过早，可导致卵泡闭锁，而不是促进雌黄素化。在黄体后期给予，则可降低黄体的黄体酮分泌量。由于 hCG 的半衰期长，停用 hCG7 天后方可做妊娠试验，以免出现假阳性。该疗法也可治疗原因不明性反复流产。

3.免疫治疗

（1）免疫疗法的适应证：无明确原因的反复流产；血中无封闭性抗体者；夫妻间有两个或两个以上相同的 HLA 抗原，或有抗 D/DR 抗体存在者；无抗父系淋巴细胞毒抗体者；对男方的单向混合淋巴细胞无反应，而对无关第三者的抗原刺激有反应者；夫妻双方同意接受免疫治疗者。

（2）免疫治疗的方法

1）免疫增强治疗：免疫原主要为丈夫淋巴细胞及第三者淋巴细胞，淋巴细胞做皮内注射，也可用浓缩白细胞或全血做静脉注射。免疫时间可在妊娠前、妊娠后和妊娠前后进行。从免疫反应抗体的产生均需要一定时间，以及防止极早期流产的角度考虑，应以妊娠前进行为宜。但文献报道仅做妊娠后免疫的效果并不比妊娠前免疫的效果差，有效率分别为 80％～82％和 80％～86％。目前，常用的方法是在怀孕之前免疫 2～4 次，每次间隔两周，妊娠后为了巩固免疫效果，于妊娠第 6 周前后再加强免疫 1～3 次。

2）被动免疫治疗：免疫球蛋白含有抗胎盘滋养层抗原的独特型抗体及抗独特型抗体，因而有益于自身抗独特型抗体产生不足的反复流产患者。目前使用方法尚不一致，一般在受孕前每月给予 500 mg/kg，孕 5 周时治疗 1 次，剂量为 500～600 mg/kg，然后每隔 2 周治疗 1 次，剂量 300～400 mg/kg，直到孕 22～24 周。

3）免疫抑制剂治疗：类固醇药物通过增加免疫球蛋白分解代谢及减少其生物合成而起免疫抑制作用，可抑制抗精子抗体及抗自身抗体的形成而达到治疗目的，另外尚有抗炎与影响抗原合成的作用，主要用于抗精子抗体、APA 及其他自身抗体阳性和自身免疫性疾病的反复流产患者。用法有：①低剂量维持法，泼尼松 5 mg，每天 1～3 次，用 3～12 个月，受孕率可达 21％；②大剂量冲击法，甲基氢化可的松 98 mg/d，共 7 天，受孕率可达 22％～30％，或泼尼松 60 mg/d，共 7 天，受孕率可达 45％。

4）其他疗法：APA 阳性的反复流产患者可采用下列方法治疗：①肝素治疗：肝素能降低母体过强的免疫反应性，吸收和灭活血清中混合淋巴细胞阻断物，并可抑制母体混合淋巴细胞反应。从孕前黄体期或孕后立即开始，低分子肝素 5000 U 皮下注射，每日 2 次，直至孕 36 周末；②小剂量阿司匹林加泼尼松治疗：用法为阿司匹林 75～80 mg/d 加泼尼松 40～60 mg/d，服用至 APA 转为阴性或妊娠晚期；③避孕套疗法：对抗精子抗体阳性妇女，可使用 3～6 个月避孕套，防止新的抗精子抗体产生，并使原已存在的抗精子抗体滴度下降，成功妊娠率可达 56％。

4.宫颈功能不全：宫颈环扎术，具体术式有多种，总的原则为在宫颈内口水平环扎子宫颈，使之关闭，以维持妊娠至足月。一般在孕 14～16 周期间进行，术前做 B 超检查，确定为活胎妊娠及排除先天畸形，术后卧床 24 h，并给予宫缩抑制剂。

综上所述，流产后应注意休息，均衡营养，查找流产原因，针对原因进行处理，为下次妊娠做准备。染色体异常夫妇应于孕前进行遗传咨询，确定可否再次妊娠；进行夫妇血型鉴定及丈夫精液检查；积极治疗母体疾病，纠正内分泌紊乱，对女性生殖道畸形、肿瘤、宫腔粘连者，应及时手术治疗；如为宫颈内口松弛所致流产，应于孕前行宫颈内口修补术。对环境因素所致流产者应尽早脱离不良环境，避免接触有害物质。流产后应注意避孕，至少避孕半年，最好 2 年。

第三节　前置胎盘

妊娠 28 周后,胎盘附着于子宫下段,甚至胎盘下缘达到或覆盖宫颈内口处,其位置低于胎先露部,称为前置胎盘。前置胎盘是妊娠晚期阴道流血最常见的原因,严重威胁母子生命安全。

一、类型及临床表现

(一)类型

前置胎盘根据胎盘下缘与宫颈内口的关系,可分为 3 种类型。

(1)完全性(中央性)前置胎盘:宫颈内口全部被胎盘组织覆盖。

(2)部分性前置胎盘:宫颈内口部分被胎盘组织覆盖。

(3)边缘性前置胎盘:胎盘附着于子宫下段,其边缘达到但未覆盖宫颈内口。

前置胎盘的类型可因诊断时期不同而改变,故目前均以处理前最后 1 次检查来决定其分类。

(二)临床表现

1.症状

前置胎盘的典型症状是妊娠晚期或临产时突然发生的无诱因、无痛性反复阴道流血。一般初次出血量少,多能自然停止。随着孕周增加,出血常反复发生,出血量也逐渐增多。阴道流血发生时间的早晚、出血量的多少、反复发生的次数、间隔时间与前置胎盘类型关系密切。完全性前置胎盘初次出血时间早,多在妊娠 28 周左右,称"警戒性出血",且反复出血的次数频繁,量较多,有时 1 次大量出血使患者陷入休克状态。边缘性前置胎盘初次出血发生晚,多在妊娠晚期或临产后,出血量较少。部分性前置胎盘初次出血时间和出血量介于上述两者之间。

2.体征

患者一般状况与出血量密切相关。反复出血者可出现贫血貌,贫血程度与失血量成正比。大量出血者呈现面色苍白、血压下降、脉搏细速等休克征象。腹部检查:子宫大小与妊娠周数相符,较软,无压痛。胎儿先露部高浮,易并发胎位异常。胎心音听诊清楚,若出血量多,可使胎儿宫内缺氧甚至胎死宫内。当胎盘附着于子宫前壁时,可在耻骨联合上方听到胎盘杂音。

二、病因

前置胎盘的发病可能与下述因素有关。

(一)子宫内膜病变或损伤

多见于多次刮宫、分娩、子宫手术史、剖宫产等情况。

(二)胎盘异常

如胎盘面积过大,存在副胎盘或膜状胎盘等均可发生前置胎盘。

(三)受精卵发育迟缓

受精卵到达子宫腔后,滋养层尚未具有着床能力,继续下行到达子宫下段,在该处着床发育即形成前置胎盘。

另外,高龄初产妇、经产妇及多产妇、吸烟及吸毒妇女是前置胎盘的高危人群。

三、诊断与鉴别诊断

(一)诊断

根据上述临床表现,可对前置胎盘及其类型做出初步判断。诊断有困难者,可采用下列辅助检查协助诊断。

1.阴道检查

阴道检查仅适用于终止妊娠前未明确诊断并决定分娩方式时。必须在有输液、输血及有手术条件的情况下进行。若诊断已明确或流血过多不应再做阴道检查。前置胎盘患者严禁肛查。

2.B型超声检查

B超是辅助诊断前置胎盘的重要方法,可清楚显示子宫壁、胎先露部、胎盘及宫颈的位置,并根据胎盘边缘与宫颈内口的关系明确前置胎盘的类型。B型超声诊断前置胎盘时须注意妊娠周数,不宜过早诊断前置胎盘。若妊娠中期B型超声检查即发现胎盘前置者,可称为胎盘前置状态。

3.产后检查胎盘及胎膜

产后应仔细检查胎盘胎儿面边缘有无血管断裂,可提示有无副胎盘。若前置部位的胎盘母体面有黑紫色陈旧性血块附着或胎膜破口距胎盘边缘小于 7 cm,即可诊断前置胎盘。若行剖宫产,术中能直接了解胎盘位置,胎膜破口失去诊断意义。

(二)鉴别诊断

前置胎盘主要应与胎盘早剥、前置血管破裂、胎盘边缘血窦破裂及宫颈病变等相鉴别。

四、对母儿的影响

前置胎盘的患者可发生产后出血、植入性胎盘、产褥感染及羊水栓塞等,同时早产儿及围生儿死亡率增高。

五、处理

处理原则是抑制宫缩、止血、纠正贫血及预防感染。应综合考虑患者前置胎盘类型、阴道流血量、有无休克、发病时间、产次、胎位、胎儿是否存活、是否临产等情况,做出相应的处理。

(一)期待疗法

适用于妊娠小于 34 周、胎儿体重小于 2000 g、阴道流血不多、患者一般情况良好、胎儿存活者。目的是在保证孕妇安全的前提下尽可能延长孕周,提高围生儿存活率。期待不同于等待,期待是积极主动地做转化工作,即减少母亲出血、促进胎儿存活、适时分娩 3 个方面。应住院治疗,绝对卧床休息,定时间吸氧,保持心态平静,并密切观察阴道流血量,监护胎儿宫内情况,积极纠正贫血及预防感染。必要时给予宫缩抑制药,如硫酸镁、盐酸利托君等。需终止妊娠者,若胎龄小于 34 周,可用地塞米松促胎肺成熟。

(二)终止妊娠

孕妇发生大出血或反复多量出血,甚至休克者,无论胎儿是否成熟,应终止妊娠;胎龄达 36 周以上;胎儿成熟度检查提示胎儿肺成熟者;胎龄未达 36 周,出现胎儿窘迫征象或胎儿电子监护发现胎心音异常者,均可终止妊娠。

1.剖宫产术

剖宫产术是目前处理前置胎盘最安全有效的方法,也是处理前置胎盘的主要手段,能迅速将胎儿娩出,结束分娩,达到止血目的,对母儿相对安全。术前应积极纠正贫血,预防感染等,在输液备血条件下做好抢救母儿准备。子宫切口的选择应根据前置胎盘类型与附着部位,尽量避开胎盘附着处以减少术中出血。胎儿娩出后立即在子宫肌壁注射缩宫药,并在按摩子宫的同时,迅速徒手剥离胎盘。胎盘剥离面出血最简便的止血方法是:在吸收性明胶海绵上放凝血酶或巴曲酶,迅速置于出血部位,再加湿热纱布垫压迫,持续 10 min;或用可吸收线"8"字缝合开放血窦;或宫腔及子宫下段填纱条,24 h 后经阴道取出。以上方法无效时,可结扎子宫动脉、髂内动脉,甚至行子宫切除术。

2.阴道分娩

仅适用于边缘性前置胎盘、枕先露、阴道流血不多、无头盆不称或胎位异常,短时间内能结束分娩者。应先行人工胎膜破裂,胎膜破裂后胎头下降压迫胎盘而止血,并可促进子宫收缩,加速产程进展。若胎膜破裂后胎先露下降不理想,仍有出血或产程进展不顺利,应立即改行剖宫产术。

3.转诊

患者大量阴道流血而当地无医疗条件处理时,应先输血、输液,补充血容量,在消毒条件下用无菌纱布行阴道填塞、腹部加压包扎以暂时止血,然后迅速转送到上级医院治疗。

4.预防

做好计划生育,避免多产、多次刮宫及引产,严格执行人工流产术或分娩等手术时的无菌操作技术,防止产后感染,以减少前置胎盘的发生;要做好产前检查和孕期卫生指导工作,告知孕妇一旦出现妊娠晚期无痛性阴道流血时,应及时就诊。

第四节　胎盘早剥

妊娠 20 周后或分娩期,正常位置的胎盘在胎儿娩出前,部分或全部从子宫壁剥离,称胎盘早剥。胎盘早剥是妊娠晚期的一种严重并发症,往往起病急,进展快,如处理不及时可威胁母儿的生命。据统计,国内发生率 0.46%～2.1%,国外发生率 1%～2%。

一、病因

胎盘早剥的原因尚不完全清楚,其发病与下列因素有关。

(一)孕妇血管病变

胎盘早剥常并发重度子痫前期、慢性肾炎和慢性高血压,尤其已有全身血管病变者居多。由于底蜕膜螺旋小动脉痉挛或硬化,引起远端毛细血管缺血性坏死致破裂出血,血液流至底蜕膜层形成血肿,导致胎盘与子宫壁剥离。

(二)机械性因素

腹部受到撞击,行外倒转术纠正胎位操作不当,手法粗暴,亦可造成胎盘早剥。

(三)宫腔压力骤减

如羊水过多,破膜后羊水突然流出或双胎妊娠第 1 个胎儿娩出过快,宫腔压力突然下降,子宫体积缩小,胎盘与宫壁错位而剥离。

(四)子宫静脉压突然升高

妊娠晚期或临产后,孕妇长时间处于仰卧位时,可发生仰卧位低血压综合征。由于妊娠子宫压迫下腔静脉,使回心血量减少,血压下降,而子宫静脉淤血,使静脉压升高,导致蜕膜静脉床充血或破裂,形成血肿,致使胎盘部分或全部自子宫壁剥离。

(五)其他因素

脐带因素:脐带过短或脐带绕颈,当胎头下降时,牵拉胎盘均可导致胎盘早剥。全身性疾病:如血液病,叶酸或维生素缺乏,影响了凝血系统。

二、病理变化

胎盘早剥基本病理变化是底蜕膜出血,在子宫壁与胎盘母体面之间形成血肿,使胎盘自附着处剥离。胎盘早剥分为显性、隐性及混合性3种类型。如剥离面积小、血液很快凝固,临床多无症状,当胎盘娩出后进行检查时,发现胎盘剥离处有凝血块压迹。若胎盘剥离面积大,继续出血,形成胎盘后血肿,使胎盘剥离面积不断扩大,出血逐渐增多,当血液冲开胎盘边缘,沿胎膜与子宫壁之间经宫颈流出,称显性出血。如胎盘边缘仍附着于子宫壁上,血液未将胎盘边缘冲开,血液积聚在胎盘与子宫壁之间,形成胎盘后血肿,称隐性出血。当内出血过多时,血液冲开胎盘边缘经宫颈口流出,既有内出血又有外出血,称混合性出血。有时出血穿透羊膜进入羊水中成为血性羊水。

胎盘早剥发生内出血时,血液积聚于胎盘与子宫壁之间,由于胎盘后血肿压力加大,使血液侵入子宫肌层,引起肌纤维分离、断裂、变性,当血液侵入子宫肌层至浆膜层时,子宫表面呈紫色,以胎盘附着处明显,称子宫胎盘卒中。由于子宫肌纤维变性、断裂,导致产时及产后子宫收缩不良或完全丧失收缩功能,引起产后出血。有时血液渗入阔韧带及输卵管系膜,甚至可经输卵管流入腹腔。

严重的胎盘早剥可发生凝血功能障碍,主要是由于剥离处的胎盘绒毛和蜕膜中释放大量的组织凝血活酶,因宫内压力增高,使凝血活酶进入母体内,激活凝血系统,导致弥散性血管内凝血(DIC)。由于毛细血管内微血栓形成,造成组织缺氧,致使重要脏器损伤。随着胎盘早剥持续时间的增加,DIC继续发展,使凝血因子大量消耗,最终导致严重的凝血功能障碍,造成难以控制的产后大出血,危及产妇生命。

三、临床表现及分类

病情的严重程度取决于胎盘剥离面积的大小和出血量的多少,分为3度。

Ⅰ度:多见于分娩期,以外出血为主,胎盘剥离面积小,患者常无腹痛或者腹痛轻微。腹部检查时子宫软,宫缩时有间歇期,子宫与妊娠周数相符,胎位清楚,胎心率多正常,出血多时胎心有改变,子宫轻压痛(剥离处)。产后检查胎盘母体面有凝血块压迹。

Ⅱ度:胎盘剥离面积为胎盘面积的1/3左右。主要症状为突发持续性剧烈腹痛伴腹胀、腰酸、疼痛轻重与胎盘后积血多少有关,积血越多疼痛越剧烈。无阴道出血或出血量不多,子宫收缩时,阴道出血量增多。腹部检查时子宫大于妊娠周数,子宫软,胎盘附着处压痛明显,宫缩时有间歇期,胎儿存活。

Ⅲ度:胎盘剥离面积超过1/2,严重时可伴有恶心、呕吐、面色苍白、出冷汗、血压下降、休克状态。患者也可伴有或不伴有阴道出血,阴道出血多少与贫血程度及全身情况不成正比。腹部检查:

宫底常因内出血而高于妊娠月份,腹围增大或进行性增大,子宫呈持续收缩状态,坚硬如板,全腹有压痛(尤以胎盘剥离处最明显),因子宫呈持续性收缩,故胎位不清。如胎盘剥离面积较大,胎儿在宫内严重缺氧致胎心异常或消失。

四、辅助检查

(一)B 型超声检查

B 超检查可见胎盘与子宫壁之间出现液性暗区,界线不太清楚,如内出血机化则暗区内可见光点反射,当液性暗区延及胎膜与子宫壁之间时可见绒毛膜板向羊膜腔突出,提示胎盘后血肿形成。同时探查胎心搏动及胎动可以了解胎儿存活情况。超声检查阴性结果不能排除胎盘早剥。

(二)实验室检查

实验室检查主要了解贫血程度与凝血功能。应进行血常规、血小板、凝血功能及纤维蛋白原等 DIC 的化验检查,以便及早明确是否并发凝血功能障碍。对急症患者或无化验检查条件的情况下,可采取简便凝血功能检测方法即全血凝块观察及溶解试验。取血 $2\sim5$ mL 放入试管内,倾斜静置,若 6 min 不凝固或凝固不稳定,于 1 h 内又溶化提示凝血异常;若血液在 6 min 凝固,其体内的纤维蛋白原含量通常在 1.5 g/L 以上;血液凝固时间超过 6 min,体内纤维蛋白原含量通常在 $1\sim$ 1.5 g/L;血液凝固时间超过 30 min 仍不凝固,体内纤维蛋白原含量通常小于 1 g/L。有条件情况下,可进行 DIC 筛选试验与纤溶试验检查.以便预防和尽早确诊 DIC。

五、诊断与鉴别诊断

根据病史、症状及体征,结合实验室结果可做出临床诊断。Ⅰ度胎盘早剥症状与体征不典型,诊断较为困难。主要与前置胎盘相鉴别。Ⅱ度、Ⅲ度胎盘早剥症状典型,诊断多无困难,主要与先兆子宫破裂鉴别。

六、并发症

1.DIC 与凝血机制障碍

胎盘早剥是妊娠期发生凝血功能障碍最常见的原因。主要表现阴道出血不止,严重者出现多脏器出血,如皮肤黏膜出血、咯血及呕血等。一旦发生 DIC,病死率较高,应积极预防。

2.产后出血

胎盘早剥发生子宫胎盘卒中时,影响子宫肌层收缩导致产后出血,经治疗多可好转。

3.急性肾衰竭

主要原因是大出血导致肾灌注严重受损,导致肾皮质或肾小管缺血坏死,出现急性肾衰竭。

4.羊水栓塞

胎盘早剥时,羊水可经剥离的胎盘面开放的子宫血管进入母体血液循环,羊水有形成分形成栓子,栓塞肺血管导致羊水栓塞。

七、治疗

胎盘早剥处理不及时,严重危及母儿生命,应及时诊断,积极治疗。

（一）纠正休克

对处于休克状态的危重患者，积极开放静脉通路，补充血容量，输新鲜血，若发生 DIC，应测量中心静脉压以指导补液量。最好输入新鲜血，既可补充血容量，又可补充凝血因子，使血细胞比容提高到 0.30 以上，尿量＞30 mL/h。

（二）及时终止妊娠

胎盘早剥危及母儿生命，其预后与处理的及时性密切相关。胎儿娩出前胎盘剥离可能继续加重，难以控制出血，时间越长，病情越重，因此一旦确诊重型胎盘早剥，必须及时终止妊娠。

1.阴道分娩

Ⅰ度胎盘早剥产妇一般情况较好，出血不多且以显性出血为主，胎儿在宫内情况良好，已进入临产宫口开大，估计短时间内能分娩者可经阴道分娩。人工破膜，使羊水缓慢流出，腹部包扎使宫腔压力及宫腔容积减少，先露压迫胎盘制止进一步剥离及出血。破膜也可刺激宫缩，加速分娩，并可使宫腔内压力降低后，减少凝血活酶进入血液循环，阻断 DIC 发生。可静脉滴注缩宫素加强宫缩。若产程无进展，或胎儿宫内窘迫，估计短时间不能结束分娩者立即改行剖宫产。严密观察产程进展，并注意血压、脉搏及胎心的变化，有条件者应用胎儿电子监护仪进行监护，如胎心异常立即处理。

2.剖宫产

适用于：①Ⅱ度胎盘早剥，估计短时间不能结束分娩者。②Ⅰ度胎盘早剥，出现胎儿窘迫征象，需抢救胎儿者。③Ⅲ度胎盘早剥，胎儿已死，产妇病情继续恶化者。④破膜后产程无进展者。剖宫产取出胎儿与胎盘后，应立即给予宫缩药，加强宫缩，减少产后出血。若发生难以控制的大出血，可在输血的同时行子宫次全切除术。

3.并发症处理

（1）凝血功能障碍：迅速终止妊娠，阻断促凝物质继续进入血液循环；及时输新鲜血，补充血容量，有条件可输血小板浓缩液，输纤维蛋白原。如无新鲜血时，可选用新鲜冷冻血浆作为应急措施。①抗凝治疗：首选肝素，适用于 DIC 高凝阶段及未去除病因之前。可阻断 DIC 的发展。DIC 的晚期应用肝素可加重出血，故一般不主张应用肝素治疗。②抗纤溶药物：如氨基己酸 4～6 g，氨甲环酸（止血环酸）0.25～0.5 g，氨甲苯酸（对羧基苄胺）0.1～0.2 g 溶于 5％葡萄糖液 500 mL 内静脉滴注。

（2）急性肾衰竭：胎盘早剥出血过多致休克，以及发生 DIC 均影响肾脏血流量，严重时可使双肾皮质或肾小管缺血性坏死，临床上出现少尿、无尿，如每小时尿量少于 30 mL 应补充血容量；如每小时小于 17 mL 或无尿时应考虑肾衰竭，立即静注呋塞米 40～80 mg。以上治疗无效，应控制液体入量，积极采取透析疗法进行抢救。

（3）产后出血：分娩后及时应用宫缩剂（如缩宫素、马来酸麦角新碱、前列腺素），按摩子宫等加强子宫收缩，防止产后出血。剖宫产时发现子宫胎盘卒中，用热盐水纱布热敷及按摩子宫等各种治疗后无效，可行子宫动脉上行支结扎，也可用肠线"8"字缝合卒中部位的浆肌层。上述处理仍无效，出血不能控制者，应及时行子宫切除术。

八、预防

做好产前检查,防治妊娠期高血压疾病,加强高危妊娠管理,对合并高血压或慢性肾炎者,应积极治疗,加强监护。妊娠晚期,避免外伤,孕中、晚期应左侧卧位,以增加子宫胎盘血液灌注量。行外倒转术时,操作轻柔。避免宫腔内压力骤降。如羊水过多,破膜时应使羊水缓慢流出。双胎分娩时避免第一胎儿娩出过快。

第五节　多胎妊娠

一次妊娠同时有 2 个或 2 个以上的胎儿,称多胎妊娠。其中双胎最多见,3 胎以上妊娠少见。根据大量统计资料推算,多胎妊娠发生率可按 $1：80^{n-1}$ 计算(n 代表多胎数),即双胎发生率为 80 例妊娠中有一例。发生率在不同国家、地区、人种之间有一定差异。根据我国统计,双胎与单胎之比为 1：(66～104)。多胎妊娠发生率与家族史有关,孕妇年龄越大,胎次越多,多胎机会也就越多。近年来,应用促排卵药物如氯米芬、人绝经促性腺素(HMG)、人绒毛膜促性腺素(HCG)等诱发排卵,双胎与多胎妊娠发生率明显增高。多胎妊娠,孕产妇并发症较多,围生儿及新生儿死亡率也增高,因此对多胎妊娠应做到早期诊断,加强孕期保健,正确处理,对母儿安全非常重要。以下重点介绍双胎妊娠。

一、分类

双胎妊娠根据形成机制的不同,可分为双卵双胎及单卵双胎两种类型。单卵双胎占双胎妊娠 20％～25％,双卵双胎占双胎妊娠 75％～80％。

(一)双卵双胎

由两个卵子分别受精形成的双胎妊娠,称为双卵双胎。其发生与种族、遗传、胎次及促排卵药物的应用有关。两个卵子可以由一侧的卵巢成熟排出,或由两侧卵巢分别排出,分别受精形成。因双卵双胎两个胎儿基因不同,故胎儿性别、血型可以相同也可以不同,容貌同一般的兄弟姐妹相似,两个受精卵各自种植于子宫腔内不同部位,形成两个独立的胎盘和胎囊。两个羊膜囊间的中隔,在显微镜下,可分为四层,即两层羊膜、两层绒毛膜。有时两个胎盘紧靠在一起,相互融合,甚至两层胎膜亦融合一层,形成两层羊膜一层绒毛膜,但两者的血液循环并不相通。因此,妊娠期两个胎儿血液循环一般不出现相互影响。

(二)单卵双胎

由一个受精卵分裂而成的双胎称为单卵双胎。单卵双胎原因不明,其发生与种族、遗传、年龄、胎次或促排卵药的应用无关。由于胎儿基因相同,其性别及血型相同,容貌相似,单卵双胎的胎盘和胎膜根据受精卵复制时间的不同而有差别,可有 4 种不同类型。

(1)分裂发生在桑葚胚期前(受精 3～4 天):复制成 2 个独立的受精卵,形成两个胚囊,可着床于宫腔的不同部位,形成各自胎盘,如双卵双胎,这种类型的单卵双胎常被认为双卵双胎,其发生率占单卵双胎的 18％～36％。

(2)囊胚期(受精 5～8 天):内细胞团与滋养细胞明显分化后,内细胞团复制为 2 个,形成 2 个胎儿。2个胎儿有共同的胎盘和绒毛膜,但有各自的羊膜囊,两个囊间的中隔为两层羊膜无绒毛膜,其发生率占单卵双胎的2/3。

(3)羊膜囊形成后(受精后9~13天):胚胎分裂复制成各自的胎儿,2个胎儿共用一个胎盘,且在同一个羊膜腔内,形成单羊膜囊双胎。2个胎儿共用一个胎盘,共存于一个羊膜囊内,一旦脐带扭转,胎儿可因血液循环障碍而死亡。因此这类双胎死亡率较高,约占双胎死亡率60%。此类较罕见,不足1%。

(4)分裂复制发生在原始胚盘形成后(受精13天以上):可能导致不同程度、不同形式的连体畸形。

由于单卵双胎2个胎儿血液循环通过胎盘互相通连,可发生双胎输血综合征,即一个胎儿接受另一个胎儿大量血液,致使受血胎儿血量增多,心脏肥大,体重增快,由于多尿而导致羊水量过多;另一个供血胎儿因而发育不良,贫血,体重轻,羊水少,严重时,可因营养缺乏,缺氧死亡。而死亡后可被另一个胎儿压成薄片,称为纸样儿。

二、诊断

(一)病史及临床表现

多有家族史,孕前曾用排卵药或体外受精多个胚胎移植。早孕反应较重,子宫增大速度比单胎快,羊水量也较多。孕晚期可出现压迫症状。孕中晚期体重增加过快,不能用水肿及肥胖解释。

(二)产科检查

子宫大于停经月份,孕中晚期腹部可触及多个肢体或3个以上胎极。不同部位可听到2个胎心,其间有无音区。多为纵产式,以2个头位和一头一臀位常见。

(三)辅助检查

(1)超声检查:可早期诊断及为分娩方式的选择提供依据。

(2)多普勒胎心仪:孕12周后听到两个频率不同的胎心。

三、并发症

(一)孕妇并发症

(1)妊娠期高血压疾病:是双胎妊娠最重要的并发症,易发生子痫。

(2)贫血:发生率是单胎的2.4倍。

(3)羊水过多:双胎妊娠羊水过多的发生率为12%。

(4)胎膜早破:由于双胎胎位异常且羊水过多,子宫张力大,易发生胎膜早破。

(5)胎盘早剥及前置胎盘。

(6)妊娠肝内胆汁淤积症:其发生率是单胎的2倍。

(7)宫缩乏力:由于子宫过度膨胀,肌纤维过度延伸,易发生原发性宫缩乏力,使产程延长。

(8)胎位异常:双胎妊娠常伴有羊水过多,胎儿较小,常发生胎位异常。当第1胎儿娩出后,宫腔空间变大,第2胎儿容易转为横位。

(9)产后出血及产褥感染:子宫过度扩张导致宫缩乏力,胎盘娩出后易致产后出血,产后出血发生率为正常妊娠的3倍。双胎并发症多,阴道助产机会增多,加之产前贫血,产后出血,故产褥期感染机会也增多。

（二）围生儿并发症

（1）早产：50％双胎妊娠发生早产，多因胎膜早破，宫腔压力高所致。

（2）胎儿生长受限：原因尚不清楚，可能与胎儿拥挤，胎盘面积相对较小，双胎输血综合征有关。

（3）双胎输血综合征：通过胎盘间的动脉、静脉吻合支，血液从动脉向静脉分流，使得一个胎儿成为供血儿，一个胎儿成为受血儿，造成供血儿贫血、血容量减少、生长受限、肾灌注不足、羊水过少甚至营养不良而死亡；受血儿血容量增多、动脉压增高、各器官体积增大、胎儿体重增加，可发生充血性心力衰竭、胎儿水肿、羊水过多。双羊膜囊单绒毛膜单卵双胎的 2 个胎儿体重相差≥20％、血红蛋白相差＞50％，提示双胎输血综合征。

（4）脐带脱垂。

（5）抬头交锁及胎头碰撞：如第 1 个胎儿为臀位，第 2 胎儿为头位，当第 1 个胎儿尚未娩出时，第 2 个胎儿已降入骨盆，两个胎头可以相交锁，嵌顿在骨盆内，即双头交锁。多发生在胎儿小，产妇骨盆较大。如 2 个胎儿均为头位，产妇骨盆较大，两头同时入盆而嵌顿，也可造成难产。

（6）胎儿畸形。

四、治疗

（一）妊娠期

定期产前检查，孕期增加营养，补充微量元素，纠正贫血，增加胎儿体重。预防和治疗并发症。孕晚期应多休息，以减少早产的发生。

（二）分娩期

双胎多能阴道分娩。分娩过程中，严密观察产程进展及胎心变化，对有并发症的产妇进行母、儿监护。

1.第一产程

首先要明确 2 个胎儿的胎位，尤其第 1 个胎儿的胎位与分娩是否顺利，关系密切。若第 1 个胎儿为纵产式，可任其自然分娩，并做好输血、输液及抢救新生儿准备工作。一旦出现下列情况之一可行剖宫产术结束分娩。①第 1 个胎儿横位；②联体双胎；③脐带脱垂、胎心存在；④妊娠高血压综合征已发生子痫；⑤前置胎盘（中央型）；⑥胎膜早破、羊水污染、胎心异常。如阴道分娩在第一产程出现宫缩乏力，可用缩宫素 2.5～5 U 加入 5％葡萄糖液 500 mL 静脉滴注加强宫缩。

2.第二产程

第 1 个胎儿娩出后，立即断脐，靠胎盘端脐带应注意扎紧，以免在单卵双胎时因胎盘端脐带出血影响第 2 个胎儿。随后行阴道检查，确定第 2 个胎儿的胎先露。在腹部固定第 2 个胎儿，保持纵产式并勤听胎心。第 2 个胎儿娩出时间，掌握在距离第 1 个胎儿娩出后约 20 min。若 15 min 时仍无宫缩，可行人工破膜加缩宫素静脉滴注促进子宫收缩。若发现脐带脱垂或胎盘早剥，及时用产钳或臀牵引术娩出第 2 个胎儿。若胎头高浮，则应行内倒转术，娩出胎儿。第 1 个胎儿为臀位，第 2 个胎儿为头位时，为预防胎头交锁，用手在腹部上推第 2 个胎儿，以便使第 1 个胎儿顺利娩出。若出现胎头交锁，并且第 1 个胎儿已死，可行断头术，确保第 2 个胎儿安全。当两个胎儿均为头位，第 1 个胎儿娩出时，助手应从腹部推开第 2 个胎儿，以免妨碍第 1 个胎儿的肩娩出。

3.第三产程

预防产后出血及休克,当第2个胎儿娩出后,立即行腹部包扎或腹部放置2 kg重的沙袋,以防腹压突然下降致休克。由于双胎妊娠子宫过度膨胀,产后子宫收缩较差,在第2个胎儿娩出后,静脉快速滴注缩宫素,胎盘娩出后持续按摩子宫防止产后大出血。

(三)产褥期

应加强营养,可适当选用抗生素预防感染。

(四)产后注意事项

①胎盘娩出后应详细检查胎盘是否完整,并识别单卵双胎或双卵双胎;②剖宫产术后、阴道助产术后常规用抗生素以防感染;③新生儿体重低于2500 g,按早产儿护理。

第六节　早产

满28周至不足37周(196～258天)间分娩者称早产。此时娩出的新生儿称早产儿,出生体重多在2500 g以下,由于各器官发育尚不够健全,易于死亡,出生孕周越小,体重越轻,预后越差。早产儿死亡率在发达国家与发展中国家有较大差异,国内报道为12.7%～20.8%。早产占分娩总数的5%～15%。近年来由于早产儿治疗学及监护手段的进步,早产儿的生存率明显提高。

一、原因

1.感染

绒毛膜羊膜炎是早产的重要原因。感染的来源是宫颈及阴道的微生物,部分来自宫内感染。病原微生物包括需氧菌及厌氧菌、沙眼衣原体、支原体等。

2.胎膜早破

胎膜早破是造成早产的重要原因。在早产的产妇中,约1/3并发胎膜早破。

3.子宫过度膨胀

双胎或多胎,羊水过多等均可使宫腔内压力升高,以致提早临产而发生早产。

4.生殖器官异常

如子宫畸形、宫颈内口松弛、子宫肌瘤等。

5.妊娠并发症

常见的有流感、肺炎、病毒性肝炎、急性肾盂肾炎、慢性肾炎、严重贫血、急性阑尾炎等。有时因医源性因素,必须提前终止妊娠,如妊娠期高血压疾病、妊娠期肝内胆汁淤积症、前置胎盘及胎盘早剥、心脏病、母儿血型不合等。

6.其他

如外伤、过劳、性生活不当、每日吸烟≥10支、酗酒等。

二、临床表现

早产的主要临床表现是先有不规律宫缩,伴少量阴道血性分泌物,以后可发展为规律宫缩,其过程与足月分娩过程相似。若胎膜早破则出现阴道流水,往往不能继续妊娠。

三、诊断

早产的主要临床表现是子宫收缩，最初为不规则宫缩，常伴有少许阴道流血或血性分泌物，以后可发展为规则宫缩，其过程与足月临产相似，胎膜早破较足月临产多。宫颈管先逐渐消退，然后扩张。妊娠满 28 周至不足 37 周出现至少 10 min 一次的规则宫缩，伴宫颈管缩短，可诊断先兆早产。妊娠满 28 周至不足 37 周出现规则宫缩（20 min≥4 次，或 60 min≥8 次），伴宫颈缩短≥80%，宫颈扩张 1 cm 以上，诊断为早产临产。部分患者可伴有少量阴道流血或阴道流液。以往有晚期流产、早产史及产伤史的孕妇容易发生早产。诊断早产一般并不困难，但应与妊娠晚期出现的生理性子宫收缩相区别。生理性子宫收缩一般不规则、无痛感，且不伴有宫颈管消退和宫口扩张等改变。

四、预防

预防早产是降低围产儿死亡率的重要措施之一。

（1）加强营养，避免精神创伤，保持身心健康。妊娠晚期禁止性交。

（2）注意休息，宜侧卧位，一般取左侧卧位，可减少子宫自发性收缩，并增加子宫胎盘血流量，改善胎儿的氧气和营养供给。

（3）宫颈内口松弛者应在 14～18 周时做宫颈内口环扎术。

（4）加强对高危妊娠的管理，积极治疗妊娠并发症。

（5）加强产前保健，及早诊断和治疗产道感染。

（6）减少人工流产和宫腔操作的次数，进行宫腔操作时，也要避免对宫颈内口的损伤。

五、处理

根据不同情况决定处理方法。

对先兆早产及早产临产孕妇中无继续妊娠禁忌证、胎膜未破、初产妇宫颈扩张在 2 cm 以内、胎儿存活、无宫内窘迫，应设法抑制宫缩，尽可能使妊娠继续维持。除卧床休息外，给予宫缩抑制剂为主的药物。

（1）β 肾上腺受体激动剂：此类药物作用于子宫平滑肌的 β 受体，抑制子宫平滑肌收缩，减少子宫的活动而延长妊娠期。但心血管不良反应较为突出，如心跳加快、血压下降、血糖增高、恶心、出汗、头痛等。故有糖尿病、心血管器质性病变、心动过速者禁用或慎用。目前常用药物有：利托君，近年该药渐成为国内首选、有效药物，100 mg 加于 5% 葡萄糖液 500 mL 静脉滴注，初始剂量为 5 滴/min，根据宫缩调节，每 10 min 增加 5 滴，最大量至 35 滴/min，待宫缩抑制后持续滴注 12 h，停止静脉滴注前 30 min 改为口服 10 mg，每 4～6 h 一次。用药过程中宜左侧卧位，减少低血压危险，同时密切注意孕妇主诉及心率、血压、宫缩变化，并限制静脉输液量（每日不超过 2000 mL），以防肺水肿。如患者心率＞120 次/min，应减滴数，如心率＞140 次/min，应停药；如出现胸痛，应立即停药并行心电监护。长期用药者应监测血钾、血糖、肝功能和超声心动图。

（2）硫酸镁：镁离子对促进子宫收缩的钙离子有拮抗作用，从而抑制子宫收缩。一般采用 25% 硫酸镁 16 mL 加于 5% 葡萄糖液 100～250 mL 中，在 30～60 min 内缓慢静脉滴注，然后维持硫酸镁 1～2 g/h 滴速至宫缩＜6 次/h，每日总量不超过 30 g。用药过程中膝腱反射存在、呼吸≥16 次/

min 及尿量≥17 mL/h 或≥400 mL/24 h。因抑制宫缩所需要的血镁浓度与中毒浓度接近,故肾功能不良、肌无力、心脏病患者禁用或慎用。

(3)前列腺素合成酶抑制剂:前列腺素有刺激子宫收缩、软化宫颈和维持胎儿动脉导管开放的作用。前列腺素合成酶抑制剂可抑制前列腺素合成酶、减少前列腺素的合成或抑制前列腺素的释放以抑制宫缩。常用药物有吲哚美辛、阿司匹林等。由于吲哚美辛可通过胎盘,可能引起动脉导管过早关闭,使用时间仅在孕 32 周前短期使用,最好不超过 1 周。此类药物目前已较少使用。

(4)镇静剂:镇静剂不能有效抑制宫缩,却能抑制新生儿呼吸,故临产后忌用。仅在孕妇紧张时作为辅助用药。

初产妇宫口开大 2 cm 以上,胎膜已破,早产已不可避免时,应尽力设法提高早产儿成活率。①给予氧气吸入。②妊娠<34 周,分娩前给予地塞米松 6 mg 肌内注射,每 12 h 1 次,共 4 次。③为减少新生儿颅内出血发生率,生产时适时做会阴切开,缩短第二产程。④分娩时慎用吗啡、哌替啶等抑制新生儿呼吸中枢的药物。

第四章　孕期监护及保健

第一节　产前检查

一、产前检查的时间

产前检查于确诊早孕时开始。早孕检查一次后，未见异常者应于孕 20 周起进行产前系列检查，每 4 周一次，32 孕周后改为每 2 周一次，36 孕周后每周检查一次，高危孕妇应酌情增加检查次数。

二、产前检查的内容和方法

（一）病史

（1）孕妇首次就诊应详细询问年龄、职业、婚龄、孕产次、籍贯、住址等，注意年龄是否过小或超过 35 岁。

（2）既往有无肝炎、结核病史，有无心脏病、高血压、血液病、肾炎等疾病史，以及发病时间、治疗转归等。

（3）家族中有无传染病、高血压、糖尿病、双胎及遗传性疾病史。

（4）配偶有无遗传性疾病及传染性疾病史。

（5）月经史及既往孕产史：询问初潮年龄、月经周期，经产妇应了解有无难产史、死胎、死产史、分娩方式及产后出血史。

（6）本次妊娠经过：早期有无早孕反应及其开始出现时间；有无病毒感染及用药史；有无毒物及放射线接触史；有无胎动及胎动出现的时间；孕期有无阴道流血、头痛、心悸、气短、下肢水肿等症状。

（7）孕周计算：多依据末次月经起始日计算妊娠周数及预产期。推算预产期，取月份减 3 或加 9，日数加 7。若为农历末次月经第一日，应将其换算成公历，再推算预产期。若末次月经不清或哺乳期月经未来潮而受孕者，可根据早孕反应出现时间、胎动开始时间、子宫底高度及 B 型超声测胎头双顶径等来估计。

（二）全身检查

观察孕妇发育、营养、精神状态、步态及身高。身高小于 140 cm 者常伴有骨盆狭窄；注意心、肝、肺、肾有无病变；脊柱及下肢有无畸形；乳房发育情况，乳头有无凹陷；记录血压及体重，正常孕妇血压不应超过 18.7/12.0 kPa（140/90 mmHg）；或与基础血压相比不超过 4.0/2.0 kPa（30/15 mmHg）；正常单胎孕妇整个孕期体重增加 12.5 kg 较为合适，孕晚期平均每周增加 0.5 kg，若短时间内体重增加过快，多有水肿或隐性水肿。

（三）产科检查

1.早孕期检查

早孕期除做一般体格检查外，必须常规做阴道检查。内容包括确定子宫大小与孕周是否相符；

发现有无阴道纵隔或横隔、宫颈赘生物、子宫畸形、卵巢肿瘤等;对于阴道分泌物多者应做白带检查或细菌培养,及早发现滴虫、真菌、淋菌、病毒等的感染。

2.中、晚孕期检查

(1)宫高、腹围测量目的:在于观察胎儿宫内生长情况,及时发现引起腹围过大、过小,宫底高度大于或小于相应妊娠月份的异常情况,如双胎妊娠、巨大胎儿、羊水过多和胎儿宫内发育迟缓等。测量时孕妇排空膀胱,取仰卧位,用塑料软尺自耻骨联合上缘中点至子宫底测得宫高,软尺经脐绕腹1周测得腹围。后者大约每孕周平均增长 0.8 cm,16～42 孕周平均腹围增加 21 cm。

(2)腹部检查。触诊:注意腹形大小、腹壁妊娠纹。腹部过大、宫底高度大于停经月份则有双胎、巨大胎儿、羊水过多可能;相反可能为胎儿宫内发育迟缓(IUGR)或孕周推算错误;腹部宽,宫底位置较低者,多为横位;若有尖腹或悬垂腹,可能伴有骨盆狭窄。触诊可明确胎产式、胎方位、估计胎儿大小及头盆关系。一般采用四步触诊法进行检查。

第一步,用双手置于宫底部,估计胎儿大小与妊娠周数是否相符,判断宫底部的胎儿部分,胎头硬而圆且有浮球感,胎臀软而宽且形状略不规则。第二步,双手分别置于腹部左右侧,一手固定另一手轻深按,两手交替进行,以判断胎儿背和肢体的方向,宽平一侧为胎背,另一侧高低不平为肢体,有时还能感到肢体活动。第三步,检查者右手拇指与其余四指分开,于耻骨联合上方握住胎先露部,判定先露是头或臀,左右推动确定是否衔接,若胎先露浮动,表示尚未入盆。若固定则胎先露部已衔接。第四步,检查者面向孕妇足端,两手分别置于胎先露部两侧,沿骨盆入口向下深按,进一步确定胎先露及其入盆程度。

听诊:妊娠18～20周时,在靠近胎背上方的孕妇腹壁上可听到胎心。枕先露时,胎心在脐右(左)下方;臀先露时,胎心在脐(右)左上方;肩先露时,胎心在靠近脐部下方听得最清楚。当确定胎背位置有困难时,可借助胎心及胎先露判定胎位。

第二节　孕期指导

一、孕期营养

孕妇为适应妊娠期间增大的子宫、胎盘、胎儿生长发育需要,所需的营养必定要高于非孕期。若孕妇在孕期出现营养不良,会直接影响胎儿的生长和智力发育,容易造成流产、早产、胎儿畸形及胎死宫内、胎儿生长受限及低体重儿等情况。孕妇应在孕期加强营养,关键在于所进食物应保持高热量,含有丰富蛋白质、脂肪、糖类、微量元素(如铁、钙、锌、碘、硒、钾)和维生素(如维生素 A、维生素 B、维生素 C、维生素 D)的饮食。饮食注意易消化吸收,避免辛辣。多食水果和蔬菜可预防便秘。要注意避免营养过剩,出现巨大儿和微量元素过剩引起的中毒反应。

二、卫生指导

(1)活动和睡眠:孕妇应保持充足的休息和睡眠,每日睡眠应保持在 10 h 左右,午休 1～2 h。卧床休息时宜左侧卧位。孕妇可坚持工作和做日常家务,妊娠晚期应避免重体力劳动。

(2)衣着和卫生:衣着要宽松,不宜束胸束腹,以免影响血液循环和胎儿宫内活动及发育。孕期新陈代谢旺盛,孕妇汗腺及皮脂腺分泌旺盛,应勤洗澡、勤更衣。孕7个月后不宜盆浴,孕早期3个月及孕末2个月应避免性交;注意乳房护理,为产后哺乳做好准备。

(3)其他:孕期应避免感染和接触有害物质,慎用药物。

三、产科合理用药

妊娠期是特殊的生理期,药物在孕妇体内发生的药代动力学和药效变化与非妊娠期有明显的差异。孕妇用药关系到胎儿及新生儿的生长发育,某些药物可以通过胎盘屏障,对胚胎、胎儿、新生儿产生不良影响,甚至涉及青春期某些疾病的发生。所以孕产妇要合理用药。孕期用药的基本原则是:能用一种药物不要联合用药;能用疗效肯定的药物不用未确定有无不良影响的新药;能用小剂量药物不用大剂量药物;注意用药时间,及时停药;要根据胚胎、胎儿器官发育时期考虑用药;致畸敏感期也要考虑母体安危;可以推迟治疗者,尽量推迟到该时期以后;避免不必要的用药,包括保健药品。

药物的妊娠分类:美国食品和药品管理局(FDA)根据药物对动物和人类所具有不同程度的致畸危险,将其分为5类。

A类:经临床对照研究,未发现药物对妊娠早期、中期及晚期胎儿有危害,其危险性极小。

B类:经动物实验研究证明,未发现药物对妊娠早期、中期及晚期胎儿有危害。无临床对照试验,未得到有害证据。可以在医师指导下使用。如青霉素、红霉素、地高辛、胰岛素等。

C类:动物实验发现药物造成胎儿畸形或死亡,但无临床对照研究,使用时必须谨慎权衡药物对胎儿的影响。如庆大霉素、异丙嗪、异烟肼等。

D类:有足够证据证实药物对胎儿有危害性,但临床非常需要。只有在孕妇有生命威胁或患严重疾病,而无其他药物替代的情况下考虑使用。如硫酸链霉素、盐酸四环素、可的松、顺铂、多柔比星等。

X类:实验证实药物对动物和人类均具有明显的致畸作用,在妊娠期间禁止使用。如甲氨蝶呤、己烯雌酚等。

四、妊娠期常见症状及处理

1.消化系统症状

妊娠早期出现恶心、晨起呕吐者,应少食多餐,忌油腻的食物,可给予维生素 B_6,10～20 mg,每日3次口服;消化不良者,可给予维生素 B_1 20 mg,每日3次口服;干酵母3片及胃蛋白酶0.3 g,饭时与稀盐酸1 mL同服,每日3次,也可服用健脾开胃中药。如呕吐症状严重者,应按妊娠剧吐治疗。妊娠期孕妇出现胃灼热,是由于妊娠使胃上移,胃内容物反流至食管下段而致,应避免饭后弯腰和平躺,必要时口服抑酸剂或氢氧化铝。

2.便秘

便秘是妊娠期常见的症状。因妊娠期肠蠕动及肠张力减弱,排空时间延长,水分被肠壁吸收,加之增大子宫及胎先露压迫肠道下段,常会引起便秘。孕妇应养成定时排便的习惯,多吃富含纤维素的新鲜蔬菜和水果,必要时口服缓泻剂,如车前番泻颗粒,用水冲服,每日1次,或用开塞露、甘油栓,润滑粪便易于排出。禁用峻泻剂,忌灌肠,以免引起流产或早产。

3.痔疮

痔静脉曲张可在妊娠期间首次出现,原有的痔疮在妊娠期也会复发或加重。系因增大的子宫压迫和腹压增高使痔静脉回流受阻,引起直肠静脉压力升高,加上孕期常有便秘所致。应纠正便秘,多吃蔬菜、少食辛辣食物,通过温水浸泡、服用缓泻药可缓解痔疮引起的疼痛和肿胀。分娩后痔疮可减轻或自行消失。

4.腰背痛

妊娠时关节韧带松弛,为保持平衡增大的子宫向前突出,使躯体重心后移,腰椎向前突,使腰背肌处于持续紧张状态,孕妇常出现轻微腰背痛。休息时孕妇将枕头垫于腰背部,可缓解疼痛症状,必要时应卧床休息或服用止痛药物。若腰背痛明显者,应及时查找原因,对症治疗。

5.下肢及外阴静脉曲张

随着妊娠进展,下肢及盆腔静脉回流受阻,引起静脉曲张。妊娠末期应避免长时间站立,晚间睡眠时应适当垫高下肢以利静脉回流。分娩时应防止外阴部曲张的静脉破裂。

6.贫血

孕妇于妊娠后期对铁需求量增多,单靠饮食补充明显不足,应酌情适量补充铁剂。自妊娠16～20周开始补充,如富马酸亚铁 0.2 g 或硫酸亚铁 0.3 g,每日 1 次口服预防贫血。已发生贫血者,应查明原因并对症治疗。最常见的为缺铁性贫血,治疗时应加大剂量,并给维生素 C 及钙剂增加铁的吸收。

7.下肢肌肉痉挛

下肢肌肉痉挛是孕妇缺钙的表现。多见于妊娠后期,常发生于小腿腓肠肌,夜间发作较多。痉挛发作时应将痉挛下肢伸直,并行局部按摩,症状可迅速缓解。应及时补充钙剂,给予复方氨基酸螯合钙胶囊 1 粒,每日 2 次口服;维生素 AD 丸 2 丸,每日 3 次。

8.下肢水肿

妊娠后期孕妇常有踝部及下肢轻度水肿,一般局限在膝以下,经休息后消退,属正常现象。睡眠时采取左侧卧位,适当垫高下肢,可促进下肢血液回流。若下肢水肿明显,经休息后不消退者,应考虑其他病理因素的可能,如妊娠期高血压疾病、妊娠合并肾脏疾病等。

9.仰卧位低血压

妊娠末期,孕妇仰卧时间较长时,由于增大的子宫压迫下腔静脉,使回心血量及心排血量骤然减少,出现低血压。此时孕妇及时改为左侧卧位后,可使血压迅速恢复正常。

10.假丝酵母菌性阴道炎

近 25% 足月孕妇的阴道分泌物中可培养出白假丝酵母菌,多数孕妇无症状,部分孕妇有阴道分泌物增多伴外阴瘙痒等症状,给予阴道放置克霉唑栓剂药物等。

第三节　孕妇及胎儿监护

一、孕妇监护

孕妇监护主要是通过定期产前检查来实现。

(一)产前检查的时间

首次产前检查的时间应从确诊为早孕时开始。了解生殖器官及骨盆有无异常,测量基础血压,检查心肺,测尿蛋白及尿糖,了解有无妊娠并发症。有遗传病家族史或分娩史者,应做有关的遗传学检查。经以上检查未发现异常者,应于妊娠 20～36 周期间每 4 周检查 1 次,自妊娠 36 周起每周检查 1 次,共行产前检查 9 次。高危孕妇应酌情增加产前检查次数。

(二)首次产前检查

应详细询问病史,进行全身的体格检查、产科检查及必要的辅助检查。

1.病史

(1)一般情况:姓名、年龄、职业、婚龄、孕产次、籍贯、地址。年龄过小容易并发难产;年龄过大,尤其是 35 岁以上的初产妇,容易并发妊娠高血压疾病、产力异常等。接触有毒物质的孕妇,应检测血常规及肝功能。

(2)本次妊娠情况:妊娠早期有无早孕反应、出现时间、反应程度;有无病毒感染、用药史。胎动出现时间,孕期是否出现阴道出血、头晕头痛、心悸、下肢水肿等症状。

(3)推算预产期(EDC):按末次月经(LMP)的第 1 天算起,月份减 3 或加 9,日数加 7(农历加 14)。例如末次月经是 2008 年 10 月 21 日,预产期应为 2009 年 7 月 28 日。若孕妇记不清末次月经日期或哺乳期无月经来潮而妊娠者,可根据早孕反应开始时间、胎动开始时间、宫底高度及 B 型超声测胎头双顶径值等推算预产期。

(4)月经史及孕产史:了解月经周期,有助于预产期推算的准确性。若月经周期较长者,预产期需相应推迟。经产妇应了解有无难产史及难产原因、处理方式,有无死胎、死产、产后出血史,了解出生时新生儿情况。

(5)既往史及家族史:了解妊娠前有无高血压、心脏病、糖尿病、肝肾疾病、血液病、结核病等;有无手术史,尤其是剖宫产史、子宫肌瘤切除术。家族中有无多胎妊娠、精神病史、遗传病史及丈夫的健康状况。

2.全身检查

观察孕妇发育、营养及精神状态,注意步态及身高,身材矮小(＜145 cm)者常伴有骨盆狭窄;检查心肺有无异常;检查乳房发育情况、乳头大小及有无凹陷及皲裂;测量血压,正常妊娠妇女不应超过 18.7/12.0 kPa(140/90 mmHg);注意有无双下肢及腹壁水肿,妊娠晚期仅踝部或小腿下部水肿经休息后消退,为正常情况;妊娠晚期体重增加每周不应超过 500 g,超过者应考虑水肿或隐性水肿。

3.产科检查

产科检查包括腹部检查、骨盆测量、阴道检查、肛门指检检查。

(1)腹部检查:孕妇排尿后仰卧于检查床上,头部稍垫高,暴露腹部,双腿略屈曲稍分开,使腹肌放松。检查者站在孕妇右侧。

视诊:注意腹部的形状及大小、腹部有无妊娠纹、手术瘢痕及水肿等。若腹部过大、宫底过高者,考虑为多胎妊娠、巨大胎儿、羊水过多的可能;若腹部过小,宫底过低者,考虑有胎儿生长受限(FGR)、孕周推算错误等情况;腹部横径较宽,子宫底位置较低者,胎儿可能是肩先露;尖腹(常见于初孕妇)或悬垂腹(常见于经产妇)者,应考虑到可能伴有骨盆狭窄。

触诊:先用软尺测子宫长度及腹围,后行腹部四步触诊法。子宫长度是指从宫底到耻骨联合上端的距离,腹围是指绕脐周一圈的距离,均以 cm 为单位。腹部四步触诊法可检查子宫大小、胎产式、胎先露、胎方位及先露部是否衔接。腹部触诊法前 3 步检查时,检查者面向孕妇,第 4 步检查时,检查者应面向孕妇足端。

(2)骨盆测量:骨盆大小及形状是决定胎儿能否经阴道分娩的重要因素之一,对分娩有直接影响。因此,骨盆测量是产前检查必不可少的内容。骨盆测量分为骨盆外测量和骨盆内测量。

①骨盆外测量:从外测量各径线的比例能间接了解骨盆大小及其形态。用骨盆测量器进行测量。常测量的径线有以下几种。

髂棘间径(IS):孕妇取伸腿仰卧位。测两髂前上棘外缘间的距离,正常值23~26 cm。

髂嵴间径(IC):孕妇取伸腿仰卧位,测量两髂嵴外缘间最宽的距离。正常值为25~28 cm。

骶耻外径(EC):孕妇取左侧卧位,右腿伸直,左腿屈曲,测量第5腰椎棘突下至耻骨联合上缘中点的距离。正常值为18~20 cm。第5腰椎脊突下相当于米氏菱形窝的上角,或相当于两髂嵴后联线中点下 1.5 cm。此径可间接推测骨盆入口前后径的长度,是骨盆外测量中最重要的径线。

坐骨结节间径(IT)或称出口横径(TO):孕妇取仰卧位,两腿屈曲,双手抱双膝,测量两坐骨结节内侧缘间的距离。正常值为8.5~9.5 cm。也可用检查者的拳头估计,若能容纳成年人横置拳头则属正常。此径线直接测量骨盆出口的横径长度。若此径值<8 cm,应加测骨盆出口后矢状径。

出口后矢状径:为坐骨结节间径中点至骶骨尖端的长度。检查者用戴手套的右手示指伸入孕妇肛门向骶骨方向,拇指置于孕妇体外骶尾部,两指共同找到骶骨尖端,用骨盆出口测量器一端放在坐骨结节间径的中点,另一端放在骶骨尖端处,测量器标出的数字即为出口后矢状径值,正常值为8~9 cm。出口后矢状径值与坐骨结节间径值之和>15 cm 时,表明骨盆出口无明显狭窄。

耻骨弓角度:两手拇指尖斜着对拢放在耻骨联合下缘,左右两拇指平放在耻骨降支上面,两拇指所形成的角度即为耻骨弓角度,正常值为90°,小于80°为不正常。此角度反映骨盆出口横径的宽度。

②骨盆内测量:骨盆内测量常在妊娠24~36周进行,过早测量阴道较紧,近预产期测量易引起感染。孕妇取仰卧截石位,消毒外阴,动作轻柔。主要测量的径线有以下几种。

对角径(DC):骶耻内径。为耻骨联合下缘至骶骨岬上缘中点的距离,正常值为12.5~13 cm,此值减去1.5~2 cm,即为骨盆入口前后径的长度,又称真结合径,正常值为11 cm。测量方法:检查者将一手示、中指伸入阴道,用中指指尖触到骶骨岬上缘中点,示指上缘紧贴耻骨联合下缘,另一手示指标记此接触点,抽出阴道内手指,测量中指指尖到接触点距离,即为对角径。若测量时阴道内的中指指尖触不到骶岬上缘,表示对角径值>12.5 cm。

坐骨棘间径:测量两侧坐骨棘间的距离,正常值约10 cm。测量方法为一手示、中指放入阴道内,触及两侧坐骨棘,估计其间的距离。也可用中骨盆测量器,所得的数值较准确。

坐骨切迹宽度：代表中骨盆后矢状径，其宽度为坐骨棘与骶骨下部间的距离，即骶棘韧带宽度。将阴道内的示指置于韧带上移动，若能容纳3横指（5.5～6 cm）为正常，否则属于骨盆狭窄。

（3）阴道检查：妊娠早期初诊时，孕妇应行双合诊检查。妊娠24周以后首次产前检查时应测量对角径。妊娠最后1个月内，应避免阴道检查，以免造成感染。

（4）肛门指检检查：可以了解胎先露部、骶骨前面弯曲度、坐骨棘间径、坐骨切迹宽度及骶尾关节活动度，并能测量出口后矢状径。

4.辅助检查

（1）化验检查：常规进行红细胞计数、血红蛋白值、血细胞比容、白细胞总数及分类、血小板、血型、肝功能、肾功能、糖耐量、尿蛋白、尿糖、尿液镜检、阴道分泌物等检查。发现有妊娠合并症的还需进行有关检查，如出凝血时间、血液化学、电解质测定及胸部X线透视、心电图、乙肝表面抗原抗体等专项检查。

（2）其他检查：对胎位不清、听不清胎心者应行B型超声检查；对高龄产妇、有死胎死产史、胎儿畸形史和患遗传性疾病的孕妇，应进行唐氏筛查、检测血甲胎蛋白（AFP）、羊水细胞培养行染色体核型分析等。

（三）复诊产前检查

每次复诊可了解前次产前检查后有何不适，确定孕妇和胎儿的健康状况；及早发现异常，及时处理。复诊产前检查应包括以下几点。

（1）询问孕妇前次产前检查之后有无特殊情况出现，如头痛、眼花、水肿、阴道出血、胎动变化等，经检查后给予相应处理。

（2）测量孕妇体重及血压，检查有无水肿及其他异常，复查有无尿蛋白。

（3）复查胎位，听胎心，并注意胎位、胎儿大小，测宫高及腹围，判断与妊娠是否相符及有无羊水过多等。

（4）进行孕期卫生宣教，并预约下次复诊时间。

二、胎儿监护

胎儿监护包括胎儿宫内情况监护、胎盘功能检查、胎儿成熟度检查、胎儿先天畸形和遗传性疾病的宫内诊断。

（一）胎儿宫内情况监护

1.确定是否为高危儿

2.胎儿宫内情况监护

（1）妊娠早期：行妇科检查确定子宫大小是否与孕周相符；B型超声检查最早在妊娠第5周见到妊娠囊；超声多普勒法最早在妊娠第7周能探测到胎心音。

（2）妊娠中期：借助手测宫底高度或尺测子宫长度和腹围，判断胎儿大小是否与孕周相符；借助B型超声检查测量胎头双顶径了解胎儿生长发育情况；于妊娠20周、24周、28周行产前检查时监测胎心率。

（3）妊娠晚期：①定期产前检查，包括手测宫底高度或尺测子宫长度和腹围，胎动计数，胎心监测。B型超声检查不仅能测胎头双顶径值，且能判定胎位及胎盘位置、胎盘成熟度。②胎动计数，胎动与胎盘血管状态关系密切,胎动监测是评价胎儿宫内情况的最简便有效的方法之一。孕妇于孕 18～20 周即能自觉有胎动,但很弱。至孕 28 周胎动逐渐加强,次数亦增多,至妊娠足月,因羊水量减少和空间减小而逐渐减少。若胎动计数≥30 次/12 h 为正常;<10 次/12 h 提示胎儿缺氧。胎动可通过孕妇自测或 B 型超声检查监测。自觉胎动停止或胎动异常剧烈,说明有宫内胎儿严重缺氧,有胎死宫内的危险。③胎儿影像学及血流动力学监测,B 型超声是目前使用最广泛的胎儿影像学监护仪器,可观察胎儿大小、胎动及羊水情况;还可以进行胎儿畸形筛查。彩色多普勒超声检查能监测胎儿脐动脉和大脑中动脉血流。

(4)胎儿电子监护:可连续观察并记录胎心率的动态变化,也可了解胎心与胎动及宫缩之间的关系,估计胎儿宫内安危情况。

(二)胎盘功能检查

通过胎盘功能检查也可以间接了解胎儿在宫内的情况。

(1)胎动:胎盘功能低下时,胎动<10 次/12 h。

(2)测定孕妇尿液中雌三醇值:24 h 尿雌三醇值>15 mg 为正常,若为 10～15 mg/24 h 为警戒值,若<10 mg/24 h 为危险值,提示胎盘功能严重损害。也可用孕妇随意尿测雌激素与肌酐比值(E/C),若 E/C>15 为正常,10～15 为警戒值,<10 为危险值。

(3)测定孕妇血清人胎盘催乳素(HPL)值:若该值在妊娠足月<4 mg/L,或突然降低 50%,提示胎盘功能低下。

(4)缩宫素激惹试验(OCT):NST 无反应型者需做 OCT,OCT 阳性提示胎盘功能低下。

(5)阴道脱落细胞检查:舟状细胞成堆,无表层细胞,嗜伊红细胞指数(EI)<10%,致密核少者,提示胎盘功能良好;舟状细胞极少或消失,有外底层细胞出现,嗜伊红细胞指数>10%,致密核多者,提示胎盘功能减退。

(三)胎儿成熟度检查

(1)确定胎龄:正确推算孕周是判断胎儿生长发育和成熟的重要依据。仔细询问末次月经时间、月经周期长短、早孕反应及胎动出现时间可提高胎龄判断的准确性。

(2)胎儿生长发育情况的指标:如宫高及腹围曲线、B 型超声等具有重要价值。

(3)羊水生化检查:可反映胎儿各器官成熟的情况。

(四)先天畸形和遗传性疾病的宫内诊断

(1)胎儿遗传学检查:可在妊娠早期取绒毛,或妊娠 16～20 周抽取羊水,也可取孕妇外周血分离胎儿细胞做遗传学检查,了解染色体数目与结构改变。

(2)胎儿影像学检查:B 型超声可以对无脑儿、脑积水、脊柱裂及联体儿做出诊断;羊膜腔造影、胎儿镜等能诊断胎儿体表畸形。

(3)测定羊水中的酶:诊断代谢缺陷症。

(4)测定羊水中甲胎蛋白(AFP):诊断开放性神经管缺陷畸形。

第五章　正常产褥及产后保健

第一节　产褥期母体的生理变化

一、生殖系统

生殖系统在产褥期的变化最大。子宫从胎盘娩出后到恢复至未孕状态的过程称为子宫复旧,主要包括子宫体肌纤维的缩复和子宫内膜的再生。在子宫复旧的过程中,其重量减轻,体积减小。子宫肌纤维的缩复是指肌细胞长度和体积缩减,而肌细胞数目并未减少。细胞内多余的胞质蛋白在胞内溶酶体酶系作用下变性自溶,最终代谢产物通过血液和淋巴循环经肾脏排出体外。分娩后的子宫重约 1000 g,17 cm×12 cm×8 cm 大小;产后 1 周的子宫重约 500 g,如 12 孕周大;产后 10 天子宫降至骨盆腔,腹部触诊不能扪及;产后 2 周子宫重约 300 g;6 周约 50 g,大小亦恢复至未孕时状态。分娩后 2～3 天,子宫蜕膜分为浅、深两层。浅层蜕膜发生退行性变,坏死、脱落,成为恶露的一部分,随恶露排出。深部基底层的腺体和间质迅速增殖,形成新的子宫内膜。到产后 3 周,新生的子宫内膜覆盖了胎盘附着部位以外的子宫内壁。胎盘附着部位的子宫内膜至产后 6 周才能完全由新生的子宫内膜覆盖;产后宫颈松弛如袖管,外口呈环状。产后 2 天起,宫颈张力才逐渐恢复,产后 2～3 天,宫颈口可容 2 指,宫颈内口 10 天后关闭,宫颈外形约在产后 1 周恢复,宫颈完全恢复至未孕状态约需 4 周。但宫颈由于分娩中 3 点或 9 点不可避免的轻度裂伤,外口由未产时的圆形变为经产后的一字形;产后阴道壁松弛,阴道皱襞消失,阴道腔扩大。产褥期阴道壁张力逐渐恢复,产后 3 周阴道皱襞开始重现,阴道腔逐渐缩小,但在产褥期末多不能恢复至原来的弹性及紧张度;会阴由于分娩时胎头压迫,多有轻度水肿,产后 2～3 天自行吸收消失。会阴裂伤或切口在产后 3～5 天多能愈合;处女膜在分娩时撕裂形成处女膜痕,是经产的重要标志,不能恢复;盆底肌肉和筋膜由于胎头的压迫和扩张,过度伸展而致弹性降低,并可有部分肌纤维断裂。若产褥期能坚持正确的盆底肌锻炼,则有可能恢复至正常未孕状态。但盆底组织有严重裂伤未能及时修补、产次多,分娩间隔时间过短的产妇,可造成盆底组织松弛,也是造成子宫脱垂,阴道前后壁膨出的主要原因。

二、循环系统

胎盘娩出后子宫胎盘循环终止,子宫肌的缩复使大量血液进入母体血液循环,加之妊娠期水钠潴留也被重吸收进入血液。因此,产后第 2～3 天,母血液循环量可增加 15%～25%。心功能正常的产妇尚可耐受这一变化。若心功能不全可由于前负荷的增加诱发心力衰竭。循环血量经过自身调节在产后 2～6 周可恢复至未孕时水平。

三、血液系统

产褥早期产妇的血液仍呈高凝状态,这对于减少产后出血,促进子宫创面的恢复有利。这种高凝状态在产后 3 周才开始恢复。外周血中白细胞数增加,可达(15～30)×10⁹/L,以中性粒细胞升高为主,产后 1～2 周恢复正常。产褥期贫血较常见,经加强营养和药物治疗后可逐渐恢复。血小板数在产后增多。红细胞沉降率加快,产后 3～4 周恢复正常。

四、呼吸系统

产后膈肌下降,腹压减低,产妇的呼吸运动由妊娠晚期的胸式呼吸变为胸腹式呼吸。呼吸的幅度较深,频率较慢,每分钟 14～16 次。

五、消化系统

产妇体内孕酮水平下降,胃动素水平增加,胃肠道的肌张力和蠕动力逐渐恢复,胃酸分泌增加,于产后 1～2 周恢复至正常水平。因此,产褥早期产妇的食欲欠佳,喜进流食,以后逐渐好转。由于产妇多卧床,活动较少,膳食中的纤维成分少,盆底肌和腹肌松弛,胃肠动力较弱,易发生便秘。

六、泌尿系统

产后循环血量增加,组织间液重吸收使血液稀释,在自身调节机制的作用下,肾脏利尿作用增强,尿量增加,尤以产后第 1 周明显。妊娠期肾盂和输尿管轻度生理性扩张,于产后 4～6 周恢复正常。膀胱在分娩过程中受压,组织充血、水肿,处于麻痹状态,对尿液的刺激不敏感,再加上会阴伤口疼痛,产妇不习惯卧床排尿等因素,易发生尿潴留,多发生在产后 12 h 内。

七、内分泌系统

胎儿娩出后,胎盘分泌的激素在母体中的含量迅速下降。雌激素 3 天、孕激素 1 周降至卵泡期水平。人绒毛膜促性腺激素(HCG)一般在产后 2 周消失。胎盘生乳素(HPL)的半衰期为 30 min,其消减较快,产后 1 天已测不出。其他的酶类或蛋白,如耐热性碱性磷酸酶(HSAP)、催产素酶(CAP)、甲胎蛋白(AFP)等,在产后 6 周均可恢复至未孕时水平。妊娠时的高雌、孕激素水平,负反馈抑制了下丘脑促性腺激素释放激素(Gn-RH)的分泌,使垂体产生惰性,产后恢复也较慢,恢复的时间与是否哺乳有关,一般产妇于产后 4～6 周逐渐恢复对 Gn-RH 的反应性。不哺乳的产妇,产后 6～8 周可有月经复潮,平均在产后 10 周恢复排卵。哺乳产妇的月经恢复较迟,有的在整个哺乳期内无月经来潮。但月经复潮晚来潮前有排卵的可能,应注意避孕。

妊娠过程中母体的甲状腺、肾上腺、胰岛、甲状旁腺等内分泌腺体的功能均发生一系列改变,多在产褥期恢复至未孕前状态。

八、免疫系统

妊娠是成功的半同种异体移植,孕期母体的免疫系统处于被抑制状态,以保护胎儿不被排斥,其表现有抑制性 T 淋巴细胞与辅助性 T 淋巴细胞的比值上升等。产后免疫系统的功能向增强母儿的抵抗力转变,母血中的自然杀伤细胞(NK 细胞)、淋巴因子激活的杀伤细胞(LAK 细胞)、大颗粒细胞(LGLs)数目增加,活性增强。但产褥期机体的防御功能仍较脆弱。

九、精神心理

产妇的心理变化对产褥期的恢复有重要影响。产妇的心理状态多不稳定且脆弱。在产后 1 周，绝大多数产妇都有不同程度的焦虑、烦闷等情绪，严重者可能发生产后忧郁综合征。对产妇进行社会心理护理，特别是产妇丈夫和家庭的支持和关怀，有利于避免产后不良心理反应。

十、泌乳

妊娠期胎盘分泌大量雌激素促进了乳腺腺管发育，大量孕激素促进了乳腺腺泡发育，为产后泌乳准备了条件，但同时也抑制了孕期乳汁的分泌。分娩后，产妇血中雌、孕激素水平迅速下降，解除了对泌乳的抑制，同时母体内催乳激素（PRL）水平很高，这是产后泌乳的基础。此后乳汁的分泌在很大程度上依赖于婴儿吸吮，当婴儿吸吮时，感觉冲动从乳头传至大脑，大脑底部的腺垂体反应性地分泌催乳素，催乳素经血液到达乳房，使泌乳细胞分泌乳汁。同时感觉冲动可经乳头传至大脑底部的神经，垂体反射性地分泌缩宫素，后者作用于乳腺腺泡周围的肌上皮细胞，使其收缩而促使乳汁排出。乳房的排空也是乳汁再分泌的重要条件之一。此外，乳汁分泌还与产妇的营养、睡眠、精神和健康状态有关。

乳汁是婴儿的最佳食品。它无菌、营养丰富、温度适中，最适合婴儿的消化和吸收。母乳的质和量随着婴儿的需要自然变化，产后最初几日内分泌的乳汁称为初乳，质较黏稠，因其含较多的胡萝卜素，色偏黄，蛋白的含量很高。此后分泌的乳汁称成熟乳，蛋白含量较初乳低，脂肪和乳糖的含量较高。乳汁中除含有丰富的营养物质、多种微量元素、维生素外，还含有免疫物质，对促进婴儿生长、提高婴儿抵抗力有重要作用。

第二节　产褥期的处理及保健

一、产褥期的临床表现及处理

产妇会因回味产时的状况而兴奋、激动、紧张等而影响休息，产后的观察和及时而恰当的指导和处理直接影响产妇产后的康复，不可忽视。

（一）生命体征

每日两次测体温、脉搏、呼吸、血压。由于产程中的消耗和脱水，产后最初的 24 h 内体温略升高，一般不超过 38 ℃；产后由于子宫胎盘血液循环停止及卧床休息等因素，脉搏略缓慢，60～70 次/min；产后呼吸深慢，14～16 次/min；血压比较平稳。以上体征出现异常，应积极寻找原因并处理。

（二）子宫复旧及恶露

产后应根据子宫复旧的规律，观察并记录宫底高度，以了解子宫复旧过程。测量前嘱产妇排尿并先按摩，使其收缩后再测。产褥早期由于子宫的收缩会引起下腹剧烈痛，称为产后宫缩痛。一般不需特殊处理，严重者可用针灸或止痛药物。

产后随子宫蜕膜的脱落，含有血液、坏死蜕膜组织等经阴道排出，称为恶露。恶露分为以下几种。

1.血性恶露

色鲜红,含大量的血液和少量的胎膜及坏死蜕膜组织,持续 1 周左右。

2.浆液性恶露

淡红色,似浆液,血量减少,含有少量血液而有较多的宫颈黏液、坏死蜕膜组织和细菌,也持续 1 周左右。

3.白色恶露

黏稠,色泽较白,血量更少,含大量的白细胞、退化蜕膜、表皮细胞和细菌等,可持续 2～3 周。

正常恶露有血腥味,但无臭味,持续 4～6 周。每天应观察恶露的量、颜色及气味。若恶露量多,色红且持续时间长,应考虑子宫复旧不良,给予子宫收缩剂;若恶露有腐臭味且有子宫压痛,应考虑合并感染或胎盘胎膜残留,给予宫缩剂同时加抗生素控制感染。

(三)外阴

保持外阴清洁干燥,每日用 0.1% 苯扎溴铵或 1:5000 高锰酸钾清洗外阴 2～3 次,拭干后放消毒会阴垫。外阴水肿者可用 50% 硫酸镁湿热敷,每日两次,每次 15 min。会阴切开缝合者,除常规冲洗外,大便后随时冲洗,向健侧卧位,每日检查伤口周围有无红肿、硬结及分泌物。于产后 3～5 日拆线,若伤口感染,应提前拆线引流或行扩创处理。

(四)乳房

母乳营养丰富,易于消化,是婴儿最理想的食品。必须正确指导哺乳,推荐母乳喂养。于产后半小时内开始哺乳,此时乳房内乳量虽少,通过新生儿吸吮动作刺激泌乳;生后 24 h 内,每 1～3 h 哺乳 1 次或更多些;生后 2～7 天内是母体泌乳过程,哺乳次数应频繁些。哺乳期以 10 个月至 1 年为宜。同时应随时观察乳房大小、有无红肿、发热及硬块等。常见乳房异常有以下几种。

1.乳房胀痛

系因乳腺管不通致使乳房形成硬结,哺乳前热敷乳房,两次哺乳间冷敷乳房,减少局部充血,用电按摩器或用两手从乳房边缘向乳头中心按摩。婴儿吸吮力不够时,可借助吸奶器吸引,也可用散结通乳中药。

2.乳头皲裂

主要由于婴儿含吮不正确,或过度地在乳头上使用肥皂和乙醇等刺激物,轻者可继续哺乳。哺乳前可湿热敷乳房和乳头 3～5 min,哺乳后挤出少量乳汁涂在乳头上,暂时暴露和干燥乳汁,起到修复表皮的功能;皲裂严重者,可暂时停止哺乳 24 h,并将乳汁挤出喂养婴儿。

3.乳汁不足

如前所述,乳汁分泌与多种因素有关。要使产妇乳汁充足,必须保持精神愉快,睡眠充足、营养丰富,多指导产妇正确哺乳,并可用针刺或催乳中药促使乳汁分泌。

4.退奶产妇及因某种原因不能授乳者

应限制进汤类食物,停止吸奶。可用已烯雌酚 5 mg,每天 3 次,连服 3～5 天;皮硝 250 g 捣碎后装在布袋内,分别敷于两乳房上并固定;也可用生麦芽 60～90 g 煎服,每日 1 剂,连服 3 日。对已有大量乳汁分泌者,用溴隐亭 2～5 mg,每日 2 次,连用 14 天,效果较好。

(五)其他

产后应给予富于营养、清淡易消化食物;24 h 内应卧床休息,无异常情况者即可下床活动,但应避免长时间站立及重体力劳动,以防子宫脱垂;产后 4 h 应鼓励产妇排尿,6 h 未能自行排尿者应按尿潴留处理。若产后 48 h 无大便,可服用缓泻剂或使用开塞露;产褥早期,出汗较多,应注意卫生及避免着凉或中暑;产后 24 h 即可开始产后锻炼,帮助子宫复旧及腹肌、盆底肌和形体的恢复;产褥期严禁性交,产后 6 周应采用避孕措施,并做一次全面的母婴查体。

二、产褥期保健

(一)临床表现

1.生命体征

产妇产后体温多在正常范围内,部分产妇体温可在产后最初 24 h 内略升高,一般不超过 38 ℃;产后 3～4 天因乳房血管、淋巴管极度充盈也可发热,体温可达 37.8～39 ℃,称泌乳热,一般持续 2～16 h,体温即下降,不属病态。产后脉搏略缓慢,为 60～70 次/min,与子宫胎盘循环停止及卧床休息等因素有关,约于产后 1 周恢复正常。产后腹压降低,膈肌下降,由妊娠期的胸式呼吸变为胸腹式呼吸,使呼吸深慢,14～16 次/min。

2.产后宫缩痛

在产褥早期因宫缩引起下腹部阵发性剧烈疼痛称产后宫缩痛。子宫在疼痛时呈强直性收缩,于产后 1～2 天出现,持续 2～3 天自然消失。多见于经产妇。哺乳时反射性缩宫素分泌增多,使疼痛加重。

3.乳房胀痛或皲裂

产后哺乳延迟或没有及时排空乳房,产妇可有乳房胀痛,触之有坚硬感,且疼痛重。哺乳产妇特别是初产妇在产后最初几日容易出现乳头红、裂开,有时有出血,哺乳时疼痛。

4.恶露

产后随子宫蜕膜层(特别是胎盘附着处蜕膜)脱落,故含有血液、坏死蜕膜等组织的液体经阴道排出,称恶露。恶露分为:①血性恶露。色鲜红,含大量血液,量多,有时有小血块,少量胎膜及坏死蜕膜组织,持续 3～4 天。②浆液性恶露。色淡红,似浆液,含少量血液,但有较多的坏死蜕膜组织、宫颈黏液、阴道排液,持续 10 天左右。③白色恶露。黏稠,色泽较白,含大量白细胞、坏死蜕膜组织、表皮细胞,持续 3 周干净。正常恶露有血腥味,但无臭味,持续 4～6 周。

5.褥汗

产褥早期,皮肤排泄功能旺盛,排出大量汗液,以夜间睡眠和初醒时更明显,不属病态,于产后 1 周内自行好转。

(二)产褥期处理

1.产后 2 h 内处理

产后 2 h 内极易发生产后出血、子痫等严重并发症,处理好此期非常重要,连续观察阴道出血量、宫底高度、子宫收缩等;注意测量脉搏、血压;若发现宫缩乏力,应及时按摩子宫并肌内注射子宫收缩剂。同时协助产妇哺乳,促使子宫收缩。

2.尿潴留

产后 5 天内尿量较多,产后 4 h 内鼓励产妇自解小便。若排尿困难,可用热水熏洗外阴或温开水冲洗尿道口,诱导排尿;也可针刺关元、气海、三阴交等穴位;必要时可给予新斯的明或加兰他敏肌内注射。如上述方法无效,应及时导尿,留置导尿管,并给予抗生素预防感染。

3.观察子宫复旧及恶露

每日测量宫底高度,并观察恶露量、颜色及气味。若子宫复旧不全,恶露量增多、持续时间延长,应及时给予子宫收缩剂。若同时合并感染,恶露量增多,持续时间长而有臭味,应在给予子宫收缩剂的同时使用抗生素,控制感染,并注意保持外阴清洁。

4.会阴处理

产后 1 周内,特别是会阴有伤口者,每日用 1∶5000 的高锰酸钾或 1∶2000 苯扎溴铵溶液冲洗或擦洗外阴,每日 2∼3 次/天。嘱产妇向会阴切口的对侧卧。会阴切口于产后 3∼5 天拆线。会阴部有水肿者,可用 50% 硫酸镁液湿热敷,或用红外线照射外阴。若伤口感染,应提前拆线引流或行扩创处理,产后在 1 周以上者,可用 1∶5000 高锰酸钾温开水坐浴。如会阴切口疼痛剧烈或产妇有肛门坠胀感,应及时配合医生检查,排除阴道壁和会阴血肿。

5.乳房处理

(1)常规护理:第一次哺乳前,应将乳房、乳头用温肥皂水及温开水洗净。以后每次哺乳前均用温开水擦洗乳房及乳头。母亲要洗手。每次哺乳必须吸尽双乳,乳汁过多不能吸尽时,应将余乳挤出。

(2)哺乳时间及方法:于产后 30 min 内开始哺乳,按需哺乳,生后 24 h 内,每 1∼3 h 哺乳一次。哺乳时,母亲及新生儿均应选择最舒适位置,需将乳头和大部分乳晕含在新生儿口中,用一手扶托并挤压乳房,协助乳汁外溢,防止乳房堵住新生儿鼻孔。让新生儿吸吮一侧乳房后,再吸吮另一侧乳房。每次哺乳后,应将新生儿抱起轻拍背部 1∼2 min,排出胃内空气以防吐奶。哺乳期以 10 个月至 1 年为宜。乳汁确实不足时,应及时补充按比例稀释的牛奶。

(3)乳房异常。①乳胀的处理:为防止乳房胀痛,产后应尽早哺乳,哺乳前热敷、按摩乳房。两次哺乳期间冷敷、佩戴乳罩,以减少乳房充血。婴儿吸吮力不足时,可延长哺乳时间,增加哺乳次数,也可借助吸奶器吸引。若发生乳房胀痛,多因乳腺管不通致使乳房形成硬结,可服维生素片或散结通乳中药。②乳汁不足的护理:指导哺乳方法,调节饮食,可针刺穴位或服用中药。③乳头皲裂的护理:多因哺乳方法不当,轻者可继续哺乳,每次哺乳后,可涂 10% 的鱼肝油铋剂、蓖麻油糊剂或抗生素软膏;严重者停止哺乳,按时将奶挤出。

(4)退奶的护理:产妇因病不能哺乳。退奶方法有以下几种:①停止哺乳,不排空乳房,少进汤汁,佩戴合适胸罩,乳房胀痛者,可口服镇痛药,2∼3 天后疼痛减轻。②生麦芽 60∼90 g,水煎当茶饮,1 次/天,3∼5 天。③芒硝 250 g 分装两纱布袋内,敷于两乳房并包扎,湿硬时更换。④溴隐亭 2.5 mg,2 次/天,早晚与食物共服,雌激素己烯雌酚 5∼10 mg,3 次/天,连服 3 天,必要时重复,肝功能异常者忌用。目前不首先推荐溴隐亭或雌激素退奶。

(三)产褥期保健

1.产后活动

经阴道自然分娩者,产后 5∼12 h 轻微活动,24 h 后可下床活动。如有特殊情况,如会阴切开、剖宫产,可适当延迟起床时间。产后健身操有助于腹部和盆底肌肉的恢复及体质恢复。

2.饮食

产后初期宜进流质或清淡半流质饮食,根据产妇消化情况,以后可进普通饮食。食物以富含蛋白质、维生素、纤维素、足够热量和水分为宜。

3.产后访视及检查

为了解产妇及新生儿健康状况，产后至少要做3次访视。分别在产妇出院后3天内，产后14天和28天进行。产后健康检查是产妇产后42天去医院检查，检查内容包括哺乳情况、血压、妇科检查（了解子宫是否已恢复至非孕状态）、血及尿常规。

4.计划生育

产妇产褥期内禁忌性生活，恢复性生活者应避孕。产后避孕的原则是哺乳者以工具避孕为宜，不哺乳者选用药物和工具避孕均可。

第三节　泌乳生理

乳房为泌乳的准备经历了3个主要的活跃期：①乳房的发育：从胚芽期开始到孕期达顶点。②泌乳：从孕期开始生乳，分娩时增加。③维持泌乳：从产后数天开始，在存在对乳房刺激的条件下保持已建立的泌乳。

乳房的发育和泌乳需要多种激素的相互作用。泌乳的开始和维持又需要下丘脑-垂体轴发挥作用。

孕期雌激素促使腺管组织和腺泡芽生，而孕激素则促使腺泡的成熟。腺体干细胞在催乳素、生长激素、胰岛素、皮质醇和上皮生长因子的作用下，分化为分泌腺泡细胞和肌上皮细胞。催乳素是产乳的专性激素，但产乳尚需要一个低雌激素环境。虽然催乳素水平随着孕期增加而增加，但胎盘的性激素阻断催乳素所诱发的腺上皮分泌功能，提示在乳房的发育中，性激素和催乳素起协同作用，但在维持泌乳中，两者表示拮抗作用。孕激素抑制乳糖和a-乳清蛋白的生物合成，雌激素对催乳素所引起的泌乳作用，有直接拮抗作用。同样胎盘生乳素（HPL）通过与腺泡催乳素受体的竞争结合，对催乳素也具有拮抗作用。泌乳的过程包括两个阶段：第一阶段，从分娩前12周开始，出现乳糖，总蛋白质和免疫球蛋白明显增加和钠、氯的减少，为一个泌乳基质的收集过程。第二阶段包括血供、氧供和葡萄糖的摄入及柠檬酸盐浓度的增加。临床表现为产后2～3天时，出现大量的乳汁分泌，血α-乳清蛋白的水平达高峰。仅乳清蛋白是特殊蛋白质，它能催化乳糖的合成。在此期内，乳汁的成分出现重要改变，持续10天，而后分泌成熟乳。

随着胎盘的娩出，胎盘催乳素，雌孕激素急剧下降。胎盘催乳素在分娩后72 h内即消失，孕激素在数天内下降，雌激素在5～6天间下降到基线水平。非哺乳妇女，催乳素在产后14天时达基线水平。孕激素是抑制泌乳的关键，因而有人认为血孕激素值的下降是泌乳第二阶段的触发因素。吸吮为催乳素释放提供一个持续性的刺激。吸吮刺激催乳素和催产素的分泌，此两激素为刺激人乳汁合成和乳汁喷射的代谢激素。至于催乳素值和乳量之间的关系，目前尚无一致的意见。

促使乳汁开始分泌和保持其分泌必须具备一个完整的下丘脑-垂体轴，调节催乳素和催产素水平，授乳的过程需要乳汁的合成和释放到腺小泡，再到输乳窦。如乳汁不能排空，可使毛细血管血供减少，抑制授乳的过程。没有吸吮刺激，就意味着垂体不释放催乳素，难以维持泌乳。吸吮刺激乳头和乳晕上的感觉神经末梢，由此传入神经反射弧引起下丘脑分泌和释放催乳素及催产素，下丘脑还抑制催乳素抑制因子（PIF）的分泌，使腺垂体释放催乳素。

第四节　母乳喂养

1989 年,联合国儿童基金会(UNICEF)在有关母乳喂养的研讨会上确定了按母乳喂养的不同程度,将母乳喂养分为三大类:①全部母乳喂养:包括纯母乳喂养,指除母乳外,不给婴儿任何其他液体或固体食物;几乎纯母乳喂养,指除母乳外,还给婴儿少量维生素和水果汁,每天不超过 1～2 次。②部分母乳喂养:包括高比例母乳喂养,指母乳占全部婴儿食物不低于 80％;中等比例母乳喂养,指全部婴儿食物中,母乳占 20％～79％;低比例母乳喂养,指母乳占婴儿全部食物的比率低于 20％。③象征性母乳喂养:母乳量少,几乎不能提供婴儿需要的热量。

一、母乳喂养的优点

母乳喂养经济,使乳母能从孕期向非孕期状态的生理过渡顺利地完成。吸吮时所产生的催产素,能促进子宫收缩,减少产后出血,加速产后复旧。哺乳期的闭经,能使母体内的蛋白质、铁和其他所需的营养物质得到储存,有利于产后康复和延长生育间隔。根据流行病学的调查研究,母乳喂养尚有利于预防乳腺癌和卵巢癌。

对婴儿来说,接受母乳喂养的优点更为突出。母乳易于消化,温度适宜,无细菌污染,母乳具有理想的成分和抗感染的特性。母乳喂养婴儿过敏性问题的发生率小,生长和营养适宜,不出现人工喂养儿那样的肥胖。吸吮使婴儿与母亲多接触,有利于促进母子间的感情交流,并促进婴儿的心理发育。

二、人乳的组成和特殊性

人乳中的糖类主要为乳糖。乳糖的来源是葡萄糖和半乳糖,后者有来自葡萄糖-6-磷酸盐(G-6-PD),α-乳清蛋白为乳糖的催化剂。在孕期,此调节酶受到孕激素的抑制。胎盘娩出后,雌孕激素下降,催乳素上升,α-乳清蛋白的合成增加,产生大量的乳糖及时地满足新生儿的营养需要。

(一)脂肪

脂肪是在内质网内合成。腺细胞可合成短链脂肪酸,长链脂肪酸来自血浆。人乳中的脂肪超过 98％为三酰甘油的脂肪酸。三酰甘油主要来自血浆和在细胞内由葡萄糖氧化而合成。催乳素、胰岛素促进腺细胞葡萄糖的摄入,并刺激三酰甘油的合成。澳大利亚学者通过对乳母接受不同量胆固醇膳食的观察,发现胆固醇低的膳食仅使乳母血胆固醇降低,而不影响血中三酰甘油的量。乳汁中的胆固醇含量,并不因不同膳食的组合而异。

(二)蛋白质

乳汁中绝大部分的蛋白质来源于血浆中的氨基酸,由乳腺分泌细胞分泌入乳汁。胰岛素和皮质激素刺激蛋白和乳腺酶的合成。营养良好的乳母,其乳汁中蛋白质的含量正常值为 0.8～0.9 g/100 mL,营养不良乳母的乳汁中,蛋白质的含量与正常值相差不大。增加膳食中的蛋白质,可增加泌乳量,但不增加其蛋白质含量。持续哺乳 20 个月的乳母,其泌乳量略减少而乳的质量不变。随着婴儿体重的增加和乳母乳量的减少,婴儿所得有效的总蛋白由每日 2.2 g/kg 体重下降到 0.45 g/kg,提示 1 岁后的幼儿需要添加蛋白质。

（三）电解质

钠、钾、氯化物、镁、钙、磷酸盐、硫酸和柠檬酸盐等都以双方向通过腺细胞膜。人乳中的钙含量一般是稳定的，即使乳母钙的摄入不足，但通过动用母体骨骼组织中的钙可维持钙的稳定性。不论乳儿是否有佝偻病的表现，从母乳中所摄入的乳钙含量相同。乳母每日膳食中应供应 1200～2000 mg 钙才能满足需要而不至于在哺乳 6 周内动用骨骼钙。乳碘水平随乳母膳食中含碘量而异，而且乳碘浓度高于血碘水平。其他无机盐，如钠、镁、磷、铁、锌和铜在人乳中的含量均不受乳母膳食总量的增减的影响。

（四）水分

水分也双方向通过腺细胞膜，其通向取决于细胞内葡萄糖的浓度。当乳母感到口渴时，应自然地增加水分的摄入，此时如限制水分，首先出现的是乳母尿量的减少而并非泌乳量的减少。不同于其他哺乳动物的乳汁，人乳的单价离子浓度低而乳糖浓度高。

（五）维生素

水溶性维生素容易经血清进入乳汁中，因而人乳中的水溶性维生素，如维生素 B_1、维生素 B_2、维生素 B_{12}、尼可酸和泛酸的水平随着乳母膳食的改变而升或降。维生素 C 虽属于水溶性，但它在人乳中的浓度与乳母所摄入的维生素 C 量并不密切相关，即使乳母摄入 10 倍的维生素 C 剂量，乳汁中浓度并未发现有相应的增加，而尿中排泄却和摄入量相关，提示乳房组织有一个饱和界限。

（六）脂溶性物质

乳汁中的脂溶性物质经脂肪转运，其浓度不易为膳食的改变而得到改变，如维生素 A、D 储藏于组织中，补充膳食所造成的影响，难以测定。往往在组织中的储藏达到一定水平后，方可影响乳汁中的浓度。但在营养不良的妇女中，增加膳食中的维生素 A，乳汁中的维生素 A 浓度亦增加。

（七）酶

人乳中含有多种酶，如淀粉酶、过氧化氢酶、过氧化物酶、脂酶、黄嘌呤氧化酶、碱性和酸性磷酸酶，其中最重要的为脂酶，可起到分解三酰甘油的作用。人乳各种组成部分的分布为糖类（乳糖）7％，脂肪 3％～5％，蛋白质 0.9％，矿物质 0.1％。组成部分的比例不受种族、年龄或产次的影响。人乳中内容物的变化，一般认为可分为 3 期：初乳、过渡乳和成熟乳。在这 3 期中，乳汁成分相对有一些变化，对出生后婴儿的生理性需要具有重要意义。初乳指产后 7 天内所分泌的乳汁，由于含有 β-胡萝卜素而呈黄色。初乳中的蛋白质，脂溶性维生素和矿物质的含量均高于成熟乳，并有高蛋白、低脂肪和低乳糖的特点，还含有丰富的免疫球蛋白，特别是分泌型 IgA（SIgA）。初乳还含有大量的抗体，对产道的细菌和病毒具有防御作用。过渡乳是产后 7～14 天所分泌的乳汁，其免疫球蛋白和总蛋白的含量减少而乳糖、脂肪和总热量增加，水溶性维生素增加而脂溶性维生素减少。产后 14 天以后的乳汁称为成熟乳。在绝大多数的哺乳类动物中水分为乳汁中的重要部分，其他成分均溶解、弥散或混悬于水分中。

三、人乳量的变化

最近的研究表明，新生儿有食欲控制的功能，最终根据婴儿的需要调节乳量。当婴儿停止吸吮时，乳房内尚剩有 10％～30％的乳总量。出生 6 天后的婴儿已具有表达饱享感的能力。如在第二侧乳房哺喂时，其摄入量通常显著地少于第一侧。摄入量低和摄入量中等的婴儿，哺喂后所剩余的乳量相仿,提示产乳量的调节取决于婴儿的需要,而非产乳量控制婴儿的摄入。

四、人乳的特殊性能

最近的研究结果均支持人乳的成分是无法为其他营养源所替代。临床营养学家认为人乳是新生儿最理想的食品,因人乳具有的独特的双重作用:①其营养素具有典型作用,如提供辅酶因子、能量或组成结构的底质。②具有复杂的功能作用组成部分,提供婴儿生长需要。人乳中存在所有的主要有机营养素成分。蛋白质提供生长所需要的氨基酸,以多肽形式存在,有助于消化、防御和其他功能。脂肪除提供热能外,尚有些抗病毒作用。糖类提供能量,亦可能加强矿物质的吸收,调节细菌的生长和防止某些细菌吸附于呼吸道和肠道的上皮细胞。人乳的主要成分及特殊性能,分别叙述如下。

(一)蛋白质的营养和功能特性

成熟乳的蛋白质含量为0.8%～0.9%。随着哺乳时间的延长,蛋白质浓度有所改变。产后2周时,蛋白质浓度约为1.3%,第2个月末下降到0.9%。非蛋白氮的浓度亦降低但下降的幅度低于蛋白质。人乳中目前共得游离氨基酸18种,以牛磺酸和谷氨酸、谷氨酰胺等最丰富。构成蛋白质的氨基酸17种,以谷氨酸、谷氨酰胺和亮氨酸及门冬氨酸最丰富。谷氨酰胺为条件必需氨基酸,是核苷酸(ATP、嘌呤、嘧啶)和其他氨基酸合成的前质,是快速分化细胞的能源,有特殊营养,特别对小肠黏膜的生长、防御等有主要作用。

(二)脂肪的营养和功能特性

人乳中的总脂肪成分约占3.5%。在哺乳的最初几个月中,脂肪的含量保持相当稳定。脂肪所提供的热量为人乳热量的50%。乳母的膳食决定其乳汁中的脂肪组成。

当乳母的热量至少30%～40%来自脂肪时,其乳汁的脂肪来自血中的三酰甘油;当膳食热量不足时,乳汁的脂肪组成即反应乳母的储备脂肪组织。足月儿的脂肪吸收系数为95%,极低体重儿通常为80%或更少些。

人乳中的三酰甘油具有独特的脂肪酸分布,能补充胰脂酶对某些脂肪酸的水解作用。早产儿和足月儿母乳中各脂肪酸的绝对含量逐渐增加,初乳中总不饱和脂肪酸百分含量较高。足月儿母乳中AA、DHA、亚油酸、亚麻酸初乳中高,6个月逐渐下降(酶逐步成熟的适应)。早产儿母乳中AA是足月儿母乳的1.5倍,早产儿母乳中DHA是足月儿母乳的2倍,越早产,越要鼓励生母母乳喂养。

(三)糖类

乳糖是人乳中的主要糖类,提供50%的热能。乳糖几乎仅存在于乳汁中,是决定婴儿胃肠道菌群的一个主要因素。人乳还含有丰富的糖类,包括微量葡萄糖、低聚糖、糖脂、糖蛋白和核苷糖,这些糖类部分参与调整肠道菌群,促使双歧杆菌的生长,从而限制其他细菌的生长。其所形成的共栖菌丛占据为数有限的结合点,使之不为致病菌所占,起到一个保护作用。国际上在母乳中已分离100多种低聚糖,是母乳中含量仅次于乳糖和脂肪的固体成分。在初乳中占22 g/L,成熟乳中占12 g/L。低聚糖作用于小肠上皮细胞刷状缘;合成糖蛋白和糖脂;经尿液排出体外。在结肠菌群正常的作用下生成短链脂肪酸,保持肠道内低pH,有利于双歧杆菌和乳酸杆菌的生长;为肠道致病菌的可溶性受体,对肠道致病菌产生的毒素起直接抑制作用;可与外来抗原竞争肠细胞上的受体。

五、哺乳期的营养

哺乳是生育周期的结束。在孕期,不但乳房已为泌乳做好准备,而且母体亦储备了额外的营养素和热能。泌乳量、乳中蛋白质含量和钙含量与乳母营养状况和膳食无相关性。氨基酸中赖氨酸和蛋氨酸、某些脂肪酸和水溶性维生素的含量,随着乳母的摄食而异。钙、无机物质和脂溶性维生素的储存需要补充。营养不良的乳母在膳食中进行补充,能改善其乳量和质。一个不需要过多补充额外营养素的平衡膳食对保证良好泌乳既符合生理情况,也最经济。

有些孕产妇具有诱发营养不良的高危因素,包括:①体重或身高状况和孕期的体重增加代表着营养的储存。②哺乳期热量摄入是指可反映体重的下降率。③膳食的营养质量。④吸烟、嗜酒和滥用咖啡因。⑤内科并发症,如贫血或任何影响营养素的消化、吸收和利用的内科疾病。例如超体重(>135%的标准范围)、低体重(<90%标准范围);孕期体重增加不足(正常体重妇女孕期体重增加少于 11.35 kg,低体重妇女少于 12.71 kg);产乳期体重下降加速,如产后 1 个月时体重下降超过 9.0 kg;贫血,产后 6 周内血红蛋白低于 110 g/L,红细胞比容低于 0.33 等。

第五节　哺乳期的用药问题

随着人们对母乳喂养认识的提高和母乳喂养日益普遍,对乳母用药应加以重视。药物的作用:①刺激或抑制泌乳。②改变乳汁的成分。③进入人乳损害婴儿。据有关乳母用药的资料,绝大多数的药物在乳母服用后,都在某种程度上从人乳中排泄,但量很少,占乳母用药量的 1%～2%。对于药物在人乳中的影响问题,可以从乳母和婴儿药物动力学方面评估。

一、新生儿和婴儿的药物动力学

新生儿和婴儿,自母乳所摄入的药物的重要性由下列因素决定:①母乳中所含的药量。②药物经婴儿肠道的生物效力。③新生儿中药物与蛋白结合的功能,药物的半衰期,代谢,分布量和排泄。④婴儿的受体对药物的敏感性和耐受性。

二、药物在母乳中的运送

母乳中的药物浓度,取决于母体血浆中游离药物的浓度,而游离药物的浓度又取决于药物的剂量、吸收、组织分布、蛋白结合、代谢和排泄。通常认为生物效力高,蛋白结合低,分布量少和半衰期长的药物,具有较大的向乳汁排泄的倾向。在向母乳运送的过程中,药物的物理化学性能又起到重要的作用。非离子化药物易通过乳腺泡上皮的基膜板,因而在人乳中的含量大于离子化的化合物。人乳的 pH 为 6.8～7.3,平均为 7.0。母血浆 pH 则为 7.4,因而由血浆排泄到人乳的药物量取决于药物的 pH。弱酸性的药物,在母血浆中离子化程度高,蛋白结合更广泛,不易进入人乳,因而母血浆中的药物浓度高于母乳。相反,弱碱性药物在母血浆中非离子化程度高,易进入母乳,因而在母乳和血浆中的浓度相仿,或前者的浓度可高些。离子化程度又随着血浆和人乳的 pH 变异而改变,如 pH 下降,弱碱性药物更趋向于离子化而使人乳中的离子成分增加。相对分子质量大的药物,例如胰岛素,肝素等,不进入母乳。此外,乳房中的血的流速,产乳功能,催乳素分泌的变化都是影响人乳中药物浓度的重要因素。

药物的乳/血浆（M/P）为母乳与同时期母血浆中的药物浓度之比，为一个常数。可估量婴儿每日或每次摄入的药量。因计算时未将不同时间母乳的药物浓度，给药时间，药物的分布，代谢和乳量的改变，蛋白质和脂肪成分等变化因素全面考虑，在大部分情况下，M/P 值有相应的差异。例如多次给药的 M/P 高于一次性给药；M/P>1 的药物变异较 M/P<1 者为大。

三、药物对哺乳婴儿的影响

乳母用药对婴儿的影响取决于婴儿所吸收入血液循环的药物量，每次哺乳婴儿所吸收的药物量又受到母乳中药物在肠道中的生物有效度、肝脏的解毒和结合、泌尿道及肠道的排泄等因素的影响。如新生儿出生 7 天内，胃酸量少，使那些在酸性环境下不稳定的药物，如青霉素、氨苄西林等吸收量增加。婴儿出生时的胎龄具有重要意义，胎龄越小，对药物的耐受性越差。不仅是因体内脏器系统的发育不成熟，尚有体内组织成分的差异。如出生时蛋白质占体重的 12%，但能应用于结合的蛋白质绝对值不一，婴儿越小，其蛋白质的绝对量越少。一个出生体重为 1000 g 的婴儿，其体脂肪占 3%；而出生体重为 3500 g 的足月儿，体脂肪占 12%。因而高脂溶性药物易在前者的脑内沉积。低体重早产儿相对地缺乏血浆蛋白结合点，致使循环中存在有更多的游离活性物质。婴儿肾脏发育不成熟和肾过滤功能效率低，诸多因素均可造成药物的累积。对于脂溶性药物，乳中的脂肪成分是一个重要的变异因素。虽然每 24 h 内母乳的总脂肪量是相仿的，但不同时期的乳内脂肪量不同。晨间的每次哺乳总脂肪量低，中午时达高峰，傍晚又下降。每次哺乳时，前乳汁的含脂肪量仅是后乳汁的 1/5～1/4。

为了尽量减少乳母用药对婴儿的影响，需做到以下几点：①不应使用长效剂型，此类药物需肝脏解毒，使婴儿排泄产生困难，造成药物累积。②适当地安排服药时间，使进入母乳的药量减少到最低限度，为此需清查药物的吸收率和血浓度最高峰。最安全的是哺乳后即应服药。③观察婴儿有无异常症状，如哺乳行为、睡眠的改变、烦躁、皮疹等。④如可能，选择应用进入母乳量最小的药物。

第六章　妇科下腹痛相关疾病

急性下腹痛是妇科常见症状,也可见于内、外科疾病。由于下腹痛主要由盆腔器官或盆腔周围脏器疾病引起,也可由腹腔脏器或全身性疾病所致。主要的病因包括脏器的破裂、出血、感染、肿瘤及畸形等,由于急性下腹痛发病急、进展快、病情重、临床容易误诊,所以临床常常需要迅速做出正确的诊断,并紧急处理。

第一节　卵巢黄体破裂

卵巢黄体是由排卵后卵泡液流出,卵泡腔内压下降,卵泡壁塌陷,卵泡颗粒细胞和卵泡内膜细胞向内侵入,卵泡外膜包围形成的。排卵后 7~8 日(相当于月经周期第 22 日左右)黄体体积和功能达到高峰,若卵子未受精,黄体在排卵后 9~10 日开始退化。排卵日至月经来潮为黄体期,一般为 14 日。在这一时期,卵巢黄体可由于某种原因发生破裂、出血,形成黄体破裂。一般出血量在 200 mL 左右,严重者出血可多达 1000 mL 以上,发生急性下腹痛、急腹症甚至休克,个别可危及生命。

一、病因学

1.自发性破裂

(1)黄体囊腔内压升高:卵巢扭转、子宫脱垂、盆腔炎症等引起卵巢充血,形成黄体血肿,当内压增加到一定程度即发生破裂。

(2)卵巢功能紊乱:过分的冷浴、热浴,长期应用雌激素或孕激索引起的卵巢功能变化,或因卵巢酶系统的功能活跃,造成出血或凝血倾向。

(3)凝血功能异常:贫血、营养不良等全身情况,或血液系统疾病、其他情况引起的血小板损害及凝血功能障碍,导致出血。

2.外力作用

卵巢直接或间接受外力影响而发生黄体破裂。

(1)因参加过于剧烈的运动或剧烈的劳动,或腹部受到外力撞击腹腔内压力突然升高,使成熟的黄体发生破裂。

(2)因性生活时动作过于猛烈,下腹部受到冲击挤压而引发黄体破裂。

(3)剧烈咳嗽,或便秘用力过大,恶心、呕吐等使腹内压升高也可导致黄体破裂。

二、病理改变

卵巢黄体破裂所致的腹腔积血多发生在生育年龄妇女,特别是妊娠期。破裂最常发生在月经周期的第 20~26 天,2/3 的病例累及右侧卵巢。黄体形成的血管化阶段(排卵后 2~4 天),血管自卵泡膜长入塌陷的颗粒细胞层,随之带来了卵泡膜细胞,此时,卵泡腔发生了某种程度的出血。少量出血,常常迅速机化,但是,如果出血过多,黄体因出血而过度扩张导致退化延迟,形成黄体囊肿。另外,黄体内大量出血可导致卵巢破裂和腹腔积血。有时,在显微镜下检查腹腔排出的凝血块可见成群的黄体细胞。出血量的多少与卵巢的充血程度、卵巢基质和血管是否硬化缺少收缩力,以及小动脉是否破裂有关。

三、临床表现

黄体破裂的症状与体征与腹腔内积血量的多少密切相关。

1.症状

(1)黄体破裂一般发生在排卵期后,大多在月经周期之末1周,偶可在月经期第1天、第2天发病。发病前常有性交史、剧烈运动等,少数伴有月经周期延长或短期停经史。

(2)腹痛:起病较急,常先发生于一侧下腹痛,继之全腹持续性坠痛。内出血少时,患者仅有突发下腹痛,渐渐缓解,有轻度不适感,腹部触痛不明显。重者内出血多,患者下腹部剧烈疼痛,以破裂卵巢侧显著,随出血量增多,可有全腹痛。

(3)阴道出血:轻者可无阴道出血,重者阴道出血可如月经量。

(4)其他症状:内出血少时,仅有肛门坠胀感;出血量多时则有恶心、呕吐、头晕、眩晕、出冷汗,甚至晕厥、休克。

2.体征

(1)一般情况:腹腔内出血较多时,患者呈贫血貌。可出现面色苍白、脉快而细弱、血压下降等休克表现。通常体温正常,休克时体温略低,腹腔内血液吸收时体温略升高,但一般不超过38 ℃。

(2)腹部检查:轻者下腹有轻度压痛,以破裂侧明显。当破裂发生于右侧卵巢时,压痛点在阑尾压痛点下方,位置较低。重症者全腹压痛明显,有反跳痛,轻度肌紧张。出血较多时移动性浊音阳性。

(3)盆腔检查:阴道内可有少许血液;宫颈举痛;后穹隆饱满;子宫大小正常,有轻压痛;患侧附件压痛明显,有时可触及边界不清的包块,有压痛。

四、辅助检查

1.血常规

白细胞计数正常或稍升高,血红蛋白下降。

2.血或尿 HCG 测定

HCG 阴性,当妊娠黄体破裂时 HCG 可阳性。

3.超声诊断

B 型超声显像对黄体破裂的诊断和鉴别诊断提供有价值的信息。阴道 B 型超声较腹部 B 型超声检查准确性高。声像特点:盆腹腔积液,其内可见沉积状、颗粒样回声翻动;附件区弱回声团块,外形不规则,内部回声不均匀,仔细观察其内可见正常回声的卵巢样结构;卵巢肿大,其内可见密集弱回声光点积聚区;卵巢形态结构无明显改变。

4.阴道后穹隆穿刺

可抽出暗红色不凝血。

5.腹腔镜检查

用腹腔镜进行探查,可及时获得诊断并及早处理,避免了不必要的剖腹探查。有大量腹腔内出血或伴有休克者,需改善休克的同时行紧急腹腔镜检查。黄体破裂患者,腹腔镜下可见卵巢破裂处有活动性出血。

五、鉴别诊断

1.急性阑尾炎

持续性腹痛从上腹开始,经脐周转移至右下腹,渐局限于麦氏点;常伴发热、恶心、呕吐,腹部压痛、反跳痛及局部肌紧张均较明显;盆腔检查无肿块,肛查患侧附件区高位压痛;血常规检查白细胞计数升高,阴道后穹隆穿刺阴性,B超示子宫附件区无异常回声。

2.异位妊娠破裂

多有停经史,突然撕裂样腹部剧痛,自下腹一侧开始向全腹扩散,阴道流血量少,暗红色,可有蜕膜管型排出;休克程度与外出血不成正比;盆腔检查宫颈举痛,直肠子宫陷凹有肿块,阴道后穹隆穿刺可抽出不凝血液;β-HCG 检测多为阳性,B超示一侧附件低回声区,若其内见妊娠囊伴胎心搏动可确诊。

3.急性输卵管炎

两下腹持续性疼痛,常伴体温升高,妇检宫颈有抬举痛,外周血白细胞计数升高,阴道后穹隆穿刺可抽出渗出液或脓液.B超示两侧附件低回声区。

4.卵巢囊肿蒂扭转

下腹一侧突发性疼痛,盆腔检查宫颈举痛,卵巢肿块边缘清晰,蒂部触痛明显。白细胞计数稍高,B超示一侧附件低回声区,边缘清晰,有条索状蒂。

六、治疗

黄体破裂的治疗包括保守治疗和手术治疗。

1.保守治疗

对发病时间短、诊断明确、估计内出血量少于 500 mL,且生命体征稳定的患者,可严密观察,采取卧床休息,使用止血剂、抗感染等保守治疗。对选择保守治疗的患者,应密切观察病情变化情况。若出现血压不稳定,血红蛋白、血细胞比容持续下降或早期休克征象,说明内出血继续增加,应立即手术探查、止血,以确保患者的生命安全。

2.手术治疗

腹腔镜手术具有创伤小、痛苦轻、恢复快、并发症少等优点,而且腹腔镜检查不受体态肥胖、腹壁肥厚等因素影响,可全方位探查腹腔、盆腔,清楚地观察到开腹手术不易观察到的部位,提供较为准确的术中诊断,并可进行相应的手术治疗及辅助手术方案的选择,目前已成为首选的手术方式。多数卵巢黄体破裂者,可在腹腔镜下吸出盆腔积血,破口电凝止血,破口较大的可用 2-0 或 3-0 可吸收缝线缝合卵巢破口或剔除出血部分,将边缘连续缝合止血。由于卵巢黄体破裂多发生在生育年龄,所以手术应设法保留卵巢的功能,切除的组织送病理检查,以排除卵巢妊娠。若黄体破裂出血多合并休克患者,应在积极抢救休克的同时,进行紧急手术止血,应视医院的条件及术者的手术经验选择剖腹手术还是腹腔镜下手术,手术的关键是卵巢黄体破裂部位迅速止血。术后注意纠正贫血和抗感染。

第二节 子宫内膜异位症与子宫内膜异位囊肿破裂

子宫内膜异位症是由具有活性的子宫内膜在子宫体以外的部位生长所引起的,该病的发病率近年有明显增高趋势,是目前常见的妇科疾病之一。生育女性中,3%～10%的妇女患有此病。慢性盆腔疼痛中,经腹腔镜证实71%是内异症。随着子宫内膜异位症发病率的上升,子宫内膜异位囊肿破裂的发病率也随之上升,卵巢子宫内膜异位囊肿破裂的术前诊断率仅19%～50%,成为不可忽视的妇科急性腹痛相关疾病。

子宫内膜异位囊肿最常见的是卵巢子宫内膜异位囊肿,又称卵巢巧克力囊肿。Cynthia-MFar-quhar 的文献中认为子宫内膜异位囊肿就是卵巢巧克力囊肿,但其他部位的子宫内膜异位囊肿的相关文献也时有报道。

一、病因学

子宫内膜异位囊肿破裂病因有:①自发破裂,子宫内膜异位囊肿,随卵巢激素周期性变化,囊腔内反复出血,囊内压力增高,容易发生囊肿破裂;卵巢巧克力囊肿具有较强的自发破裂倾向,60%～80%的破裂发生在围月经期;②外力作用,外力挤压(如性交、妇科检查、B超、人工流产等)可使囊肿破裂。

二、病理改变

异位子宫内膜随激素变化发生周期性的出血,周围纤维组织增生粘连,于病变部位形成紫蓝色结节或包块。异位囊肿破裂前为紫蓝色囊性包块,因部位不同各有区别。

1.卵巢子宫内膜异位囊肿

异位囊肿内含暗褐色糊状陈旧血,状似巧克力液体,故又称卵巢巧克力囊肿。囊肿大小不一,一般直径多在5～6 cm 以下,但最大直径可达25 cm 左右。当囊肿增大时,卵巢表面呈灰蓝色。囊肿破裂后,囊内陈旧血液流入腹腔,引发腹膜刺激症状,不及时清理可引发盆腔粘连和不孕。破裂囊肿累及壁血管可引发腹腔内出血。

2.其他部位子宫内膜异位囊肿

宫颈、宫骶韧带、直肠子宫陷凹、阴道穹隆、直肠阴道隔等部位可贝红或暗蓝色囊性包块,破裂后引起不同的病理改变。

三、临床表现

1.症状

(1)发病多在月经前或月经后半周期,也可有外力作用的诱因。

(2)腹痛:卵巢巧克力囊肿破裂为突然发生的一侧下腹剧痛,伴腹腔内出血时可发生全腹疼痛,伴恶心、呕吐及坠胀感。

（3）阴道出血：宫颈子宫内膜异位囊肿破裂时，可有阴道出血，重者可引起休克。

2.体征

（1）全身检查：一般不出现休克或血压下降，当腹腔和阴道等部位出血较多时，患者失血量大，可出现面色苍白、手脚湿冷、脉快而细弱、血压下降等休克表现。腹腔内血液吸收可致体温略升高，但不超过 38 ℃。其他部位囊肿破裂，也可有相应的体征。

（2）腹部检查：腹腔内异位囊肿破裂时，腹部明显腹膜刺激征，压痛、反跳痛和腹肌紧张。出血量大时可有移动性浊音。

（3）妇检：宫颈囊肿破裂时，阴道内可见出血，见宫颈囊肿破裂病灶。多数病例同时有子宫直肠陷凹及宫骶韧带处可触及压痛结节。一侧或双侧盆腔有边界不清包块与子宫壁紧贴，不活动，压痛明显。

四、辅助检查

1.影像学检查

B 型超声、CT 及 MRI。当卵巢巧克力囊肿破裂时，B 超可见附件区有低回声的占位性包块，边界不清，囊壁后，内有反光增强的细点和分隔。盆腔内可见液性暗区。CT 及 MRI 等效 B 型超声，但价格昂贵。

2.后穹隆穿刺

卵巢巧克力囊肿破裂可穿出咖啡色混浊液体。其他腹腔异位囊肿破裂，抽出不凝血，可诊断腹腔内出血。

3.血液检查

血细胞计数正常。大出血时，血细胞计数早期升高，晚期降低。血清 CA125 可能升高。

4.腹腔镜

对病史不典型，症状轻微者，可经腹腔镜检查明确并进行治疗，同时腹腔镜也作为妇科急腹症的首选诊断和治疗方法。

五、治疗

确诊卵巢子宫内膜异位囊肿破裂后，应尽快手术，减少囊内液体进入盆腔引起盆腔粘连和不孕。腹腔镜手术已经成为首选的治疗方法。

1.术式选择

对生育功能要求保留者，行卵巢子宫内膜异位囊肿剥除术。无生育要求，但要求保留卵巢者，可行半根治手术，即子宫＋患侧附件或双侧卵巢子宫内膜异位囊肿剥除，保留卵巢内分泌功能。无生育要求，且近绝经者，可行根治性手术，即子宫＋双侧附件切除术。

2.术中冲洗

术中彻底清洗腹腔，尽量切除病灶，松解粘连。冲洗液不能高于骨盆边缘，以免冲洗液流向肝区，必要时盆腔放置引流管备术后盆腔引流。

3.术后预防

子宫内膜异位症术后复发率高。保留生育功能手术，术后复发率 50%。半根治性手术，术后复发率 20%。根治性手术,术后复发率 0%～1%。因此,对于保留生育能力和半根治手术后的患者,术后给予性激素治疗(如内美通或促进腺激素释放激素激动剂等药物)3～6 个月,以减少复发,增加妊娠概率。

第三节 卵巢肿瘤蒂扭转

卵巢肿瘤蒂扭转为最常见的妇科急腹症(约占妇科急腹症的 7.8%)。多为良性的卵巢肿瘤,大约 10%的卵巢肿瘤可以并发蒂扭转。

一、病因学

卵巢肿瘤蒂扭转患者年龄一般较年轻,多为育龄期女性,月经初潮前和绝经后女性少见,常见的卵巢肿瘤类型为卵巢良性畸胎瘤、输卵管囊肿、卵泡囊肿、浆液性或黏液性囊腺瘤等,由于恶性肿瘤易发生浸润、盆腔内种植、与周围组织粘连,故活动度降低,所以蒂扭转较少见。

卵巢肿瘤蒂扭转好发于瘤蒂长、中等大小、活动度良好、重心偏于一侧的肿瘤,可受体位改变或肿瘤位置改变等因素诱发,或者肠蠕动活跃时可诱发蒂扭转。卵巢肿瘤或囊肿如果重心偏于一侧,在体位改变或肠蠕动或在空间范围相对大时易发生扭转,例如跳跃、倒立、奔跑等动作时可以诱发扭转。卵巢囊肿或肿瘤直径一般 8～15 cm 的最易发生扭转。此外,中心偏于一侧的肿瘤也易于发生扭转,例如畸胎瘤。

妊娠相关因素引起的蒂扭转。常发生在妊娠中期、产后,由于妊娠中期囊肿或肿瘤随增大的子宫升入腹腔,有较大空间,易发生扭转。产后由于子宫骤然缩小,腹壁松弛也容易发生扭转。另外,卵巢扭转常因输卵管或卵巢系膜过长,先天性生殖器异常所致。且以右侧扭转多见,可能与右侧盲肠蠕动较多、盆腔活动空间较大有关。

二、病理改变

卵巢肿瘤扭转蒂部的成分包括骨盆漏斗韧带、卵巢固有韧带、输卵管及输卵管系膜。发生蒂扭转的程度可有扭转轻微或 90°、180°、360°或扭转数圈不等,扭转不及 360°时称不全扭转,不全扭转或轻微扭转有自然松解恢复的可能。扭转 360°者称为完全扭转。完全扭转多不能自然回复。在肿瘤蒂扭转早期瘤蒂中的静脉受压,造成静脉回流障碍,而动脉血供未受影响,使瘤体充血、肿胀,甚至因极度充血造成血管破裂,导致瘤内出咀。肿瘤因充血、出血而呈深紫褐色。肿瘤进一步扭转可阻断动脉血流,肿瘤发生缺血、坏死变为紫黑色,可继发肿瘤破裂和感染。

三、临床表现

患者可有盆腔包块病史。典型症状是突发性一侧下腹痛,多先局限于一侧,一般无放射性,常伴恶心、呕吐,甚至休克,系膜牵引绞窄所致。体温多正常,24～48 h 后可略升高。若下腹部疼痛在体位改变后发生,或原有附件包块在体位改变后发生剧烈的腹痛,更应考虑卵巢肿瘤蒂扭转的可能。

腹部检查时下腹一侧可有不同程度的压痛、反跳痛、肌紧张,但多局限于下腹部的患侧,以蒂部更明显,肿瘤较大者可触及囊性或囊实性包块。妇科检查可触及患者附件区囊性或囊实性包块、边界清、张力大、子宫与包块连接处即扭转的蒂部明显触痛。

四、辅助检查

(1)血常规检查可发现白细胞计数升高,但白细胞分类多正常。血沉可加快。

(2)超声检查是妇科急腹症首选的影像学检查方法。彩色多普勒超声对诊断卵巢肿瘤蒂扭转更有价值。彩色多普勒超声可依据附件肿块的大小、位置、回声、彩色血流情况及盆腔积液等来判断是否存在卵巢肿瘤蒂扭转,其诊断的准确率在 $58\%\sim85\%$,据报道超声造影增强可以提高诊断的准确率。彩色多普勒超声的虹流信号是判断有无扭转的重要依据,其超声声像具有以下特点:①患侧卵巢消失,盆腔及下腹部发现异常包块;②包块多位于腹正中线及子宫前方或盆底;③包块中等大小,以囊性及混合性多见;④包块中彩色多普勒血流显像(CDFI)减少或消失;⑤患侧探头触痛试验阳性,部分病例可伴有子宫直肠隐窝积液。

超声造影增强时完全性扭转者病灶始终未见增强;不完全性扭转者表现为病灶区实性部分或整个病灶区可见造影剂灌注稍迟于子宫肌层,增强早期呈不均匀高增强,增强晚期呈低增强。

(3)有学者认为 CT 在诊断卵巢肿瘤蒂扭转后肿瘤有无出血坏死,具有独特的价值。卵巢肿瘤扭转的常见 CT 征象包括输卵管增粗、囊壁增厚、肿瘤周围炎性改变、腹水和子宫偏侧方移位;当囊壁、分隔、实性成分和输卵管平扫 CT 值高于 50 Hu,增强扫描后没有强化时,提示有出血性梗死。MRI 在诊断卵巢肿瘤蒂扭转中也有一定价值,特别是妊娠期可以进行 MRI,因此妊娠期的卵巢肿瘤蒂扭转 MRI 检查更有意义。

(4)腹腔镜检查是卵巢肿瘤蒂扭转的确诊手段。

五、诊断及鉴别诊断

根据患者盆腔包块病史、突发下腹痛、妇科检查发现盆腔包块、包块张力增大、包块与子宫交界处触痛明显及 B 超表现多数诊断并不难。但需与下列疾病相鉴别。

1.异位妊娠

异位妊娠多有停经史,但仍有约 1/4 患者无明显的停经史,约有 90% 的患者主诉腹痛,疼痛性质为撕裂样或刺痛,也可呈持续性或间歇性疼痛,常突然发作,多见少量暗红色阴道流血,偶见中量出血,有时可见管型蜕膜排出,出血多者可有休克表现。异位妊娠者大多 HCG 阳性,B 超宫内未见妊娠囊,附件区或宫旁可见混合性包块、偶见孕囊或胎心搏动。阴道后穹隆穿刺可抽出不凝血。

2.卵巢黄体破裂

以育龄妇女最多见,由于月经后半期卵巢黄体血管化而发生黄体破裂,卵巢受直接或间接外力作用是主要的诱因。一般发生在月经周期第 20~27 天,突然出现下腹疼痛、恶心、呕吐,严重者可出现休克。妇检:宫颈举痛、后穹隆饱满,一般无触及包块。血 HCG 阴性,B 超可见患侧卵巢增大,腹腔积液,后穹隆穿刺可抽出不凝血可以鉴别。

3.卵巢子宫内膜异位囊肿破裂

异位的子宫内膜的周期性出血使卵巢不断增大形成囊肿,囊肿破裂时巧克力液流出可引起急腹症的表现。发病多在月经前或月经后半周期,因囊腔内反复出血使囊内压急剧升高,可自发或受外力挤压而破裂。患者突感一侧下腹剧痛,继而盆腔疼痛,伴恶心、呕吐,有腹膜刺激征,下腹明显压痛、反跳痛及肌紧张。妇检:子宫后倾固定,不活动,双侧子宫骶骨韧带增粗,后穹隆及双侧子宫骶骨韧带可触及触痛性结节,盆腔一侧或双侧可触囊性包块,包块常与子宫后壁相连,不活动。B超检查卵巢增大,见混合性包块,囊壁厚,囊内有反光增强细点。

4.盆腔炎性疾病

性乱史是导致 PID 的重要因素,产后、流产或宫腔操作也是 PID 的常见诱因。急性期患者可出现发热,体温可达 39～40℃,下腹痛多为双侧性,白带增多,甚至脓性白带。由于炎症刺激,可伴有尿频、尿急、腹胀、腹泻等膀胱和直肠激惹症状。炎症波及腹膜可出现急腹症的腹部体征。妇检:阴道充血;宫颈口见黄白色或黏液脓性分泌物,宫颈举痛;子宫增大,压痛;附件区可及边界欠清、形态不规则的囊性包块,不活动,压痛明显。阴道超声可见输卵管增粗,伴或不伴管腔积液、输卵管积脓或腹腔游离液体。

5.急性阑尾炎

常以转移性右下腹痛为主诉,疼痛多从上腹或脐周转移至右下腹,麦氏点压痛、反跳痛,肌紧张,体温升高,白细胞计数升高,后穹隆穿刺无不凝血或脓液,HCG 阴性。但化脓性阑尾炎伴穿孔者,炎症可波及盆腔,引起盆腔炎性包块时有可能误诊为盆腔炎性疾病和卵巢肿瘤蒂扭转。

六、治疗

传统医学认为确诊卵巢肿瘤或囊肿蒂扭转者应立即急诊手术,切除急侧附件,但由于蒂扭转的患者多是育龄妇女,一侧附件的切除有可能影响其生育能力,故近年有学者提出行保留附件的保守性手术,但其安全性问题仍需进一步的循证医学证据。

1.传统的根治性手术

卵巢肿瘤蒂扭转一经确诊应立即手术,传统医学认为卵巢在扭转后损伤是不可恢复的。为了防止血栓脱落,手术须切除一侧附件。术中应在扭转蒂部的根部钳夹,切除一侧附件,钳夹前不可复位,以防止血栓脱落导致肺栓塞。而且手术时必须探查对侧卵巢,因囊性畸胎瘤、浆液性乳头状囊性肿瘤常为双侧性的肿瘤。另外,切除肿瘤后需剖视肿瘤,检查有无恶变可能,必要时快速冷冻切片病理检查,以决定子宫及对侧附件的去留。

2.保守性手术

对于良性肿瘤,尤其是卵巢冠囊肿,黄素化囊肿蒂扭转、囊肿直径不大于 8 cm、扭转角度小于 360°,无卵巢坏死者,可考虑行保守性手术,即扭转松解复位,肿瘤或囊肿剔除,保留正常的卵巢组织。扭转持续的时间及扭转蒂的松紧度对卵巢血供影响很大,也是能否保留卵巢的关键。发病至手术时间应尽量<36 h。术中根据扭转卵巢的颜色、是否能完全或部分恢复、卵巢切面出血是否活跃判断血运情况。术中先将扭转的附件复位,观察 10 min,血运很快完全恢复,可以进行保守性手术。对于较严重的缺血者,复位后 10 min 有部分组织缺血能改善者,也可以考虑行保守性手术。传统认为,复位造成血栓脱落,增加严重肺栓塞的发生率。国外学者研究发现,附件扭转发生肺栓塞的概率为 0.2%,而且复位并不会增加肺栓塞的发生。

手术方式可以行剥离囊肿,除复发性的附件扭转,一般不需固定卵巢。手术可以采取剖腹手术或腹腔镜手术,国外认为腹腔镜可以作为卵巢肿瘤蒂扭转的诊断,以及确诊后的治疗,并且在小孩和孕妇身上也可以实施。如术中发现明显组织坏死应该行患侧附件切除术。病理证实为交界性或恶性肿瘤者则根据患者年龄、生育要求、病理类型制订下一步的手术治疗方案。复位后卵巢功能大致正常。

第四节　卵巢肿瘤破裂

卵巢肿瘤破裂是卵巢肿瘤常见的并发症之一,目前卵巢肿瘤破裂发病率有所升高,占同期收治卵巢肿瘤的 20％左右,国外文献报道以恶性畸胎瘤破裂发生率最高;而国内资料显示,颗粒细胞肿瘤破裂发生率最高,约占 12.5％。

一、分类

卵巢肿瘤的种类繁多。1973 年世界卫生组织(WHO)按照组织发生学起源制定了国际统一的卵巢肿瘤分类方法,将肿瘤分为九大类,依次为:①上皮性肿瘤;②性索间质肿瘤;③脂质(类脂质)肿瘤;④生殖细胞肿瘤;⑤性腺母细胞瘤;⑥非卵巢特异性软组织肿瘤;⑦未分类肿瘤;⑧继发性(转移性)肿瘤;⑨瘤样病变。

二、病因

卵巢肿瘤破裂常分为自发性破裂和外伤性破裂两种。

1.自发性破裂

常是肿瘤侵蚀生长,囊壁血供不足或肿瘤侵蚀穿破囊壁所致,如浆液性囊腺瘤或癌乳头状突起穿透瘤壁,囊瘤内容侵蚀囊壁而进入腹腔。

2.外伤性破裂

常因腹部受重击(如拳行脚踢、撞击等)或分娩、性交、妇科检查及穿刺等外力作用,肿瘤壁破裂,囊内物溢入盆腹腔,导致急腹症。

三、临床表现

1.症状

(1)发病的诱因:外伤性卵巢肿瘤破裂多与外力作用有关,如性交、腹内压增加(大便用力,恶心、呕吐,举重物),而与月经周期无关。

(2)若小囊肿或单纯性浆液性囊腺瘤破裂时,患者仅感轻度腹痛;若大囊肿或成熟性畸胎瘤破裂后往往表现为突然出现的下腹剧烈腹痛,伴恶心、呕吐等,甚至出现休克症状。当疼痛伴有头昏乏力和血压下降时,多提示腹腔内出血较多。

2.体征

(1)出血多者有贫血及休克体征,如血压下降、脉搏细速,体温可稍升高。

(2)腹部检查:腹膜刺激征明显,下腹部有压痛和反跳痛,腹肌紧张。若囊内容物溢出量多,尤其是成熟畸胎瘤破裂时,可出现典型的腹膜刺激征,移动性浊音阳性。若右侧卵巢肿瘤破裂时,压痛点在麦氏点的内下方,位置较低,重者下腹触痛明显,有反跳痛,但肌紧张不明显。原有的肿块消失或肿瘤较前明显缩小。

(3)妇科检查:由于肿瘤破裂后引起腹膜炎,可导致阴道后穹隆触痛,宫颈抬举痛;肿瘤破裂后内容物溢入腹腔,肿瘤体积缩小,丧失原有形态,甚至原有的肿瘤消失。子宫有浮动感,卵巢肿瘤原有肿块消失或体积明显缩小。

四、辅助诊断

(1)B型超声检查:盆腔原肿物缩小,或盆腔肿物边缘不规则,可见囊壁塌陷,偶见破口等声像。

(2)腹腔或阴道后穹隆穿刺抽出囊内液或血性液体。

(3)腹腔镜检查:为确诊的手段之一,可直视卵巢肿瘤及破口,盆腹腔内见积液、积血或肿瘤囊内物溢出盆腔。若为良性卵巢肿瘤破裂,则在腹腔镜检查确诊的同时完成手术治疗。

五、并发症

不同卵巢肿瘤的内容物溢入盆腹腔后,可导致不同的后果:①恶性畸胎瘤的胶样组织,可发生腹腔胶质瘤症;②卵巢黏液性囊腺瘤或癌的黏液溢入盆腹腔,可形成广泛的腹膜黏液瘤,导致肠粘连和肠梗阻;③囊性畸胎瘤的皮脂及角化蛋白溢入腹腔,可造成腹膜油脂肉芽肿;④恶性卵巢肿瘤易发生破裂,导致盆、腹腔转移灶,形成包块或结节等,若供应肿瘤的血管破裂则发生血性腹水。最终导致腹膜炎、肠粘连甚至肠梗阻。

六、诊断要点

(1)有盆腔包块史,或有明显的肿瘤破裂诱因,有典型的急性患侧下腹疼痛症状,腹膜刺激征阳性。

(2)后穹隆穿刺或腹腔穿刺可抽出相应肿瘤囊内液体或血性液体。

(3)妇科检查及B超检查盆腔包块较前缩小可做出初步诊断。

(4)腹腔镜检查进一步确诊。

七、鉴别诊断

1.急性阑尾炎

发作与月经周期无关,转移性右下腹疼痛,为持续性,伴恶心呕吐和体温升高,中性粒细胞升高。

2.输卵管妊娠

有停经史、尿妊娠试验为阳性。妇科检查:宫颈举痛,宫旁一侧可扪及不规则包块,压痛明显;B超提示宫内无妊娠囊,附件区有混合性包块,盆腔积液。

3.盆腔炎性包块

有急性盆腔感染和反复感染发作史,疼痛不仅限于经期,平时亦有腹部隐痛,伴发热,急性化脓性盆腔炎时后穹隆穿刺出脓液。

4.子宫内膜异位囊肿破裂

发病多在月经前或月经后半周期,突然出现一侧下腹剧烈疼痛,伴恶心、呕吐;有腹膜刺激征,下腹明显压痛、反跳痛及肌紧张。妇检:子宫后倾固定,双侧子宫骶骨韧带及后穹隆可触及触痛性结节,盆腔一侧或双侧可触囊性包块,包块常与子宫后壁相连。B超检查卵巢增大,见混合性包块,囊壁厚,囊内有反光增强细点。血清CA125升高。

八、治疗

凡疑有或确定为卵巢肿瘤破裂应立即处理,首选腹腔镜检查,也可进行剖腹探查术。术中应尽量吸净囊液,并做细胞学检查,清洗腹腔及盆腔,切除标本送病理学检查。疑为恶性卵巢肿瘤破裂则应进行快速冰冻病理检查,特别注意排除恶性卵巢肿瘤。根据台上快速冰冻病理报道决定进一步的手术治疗方案。良性肿瘤者应根据患者年龄及对生育要求选择肿瘤剔除或附件切除手术。恶性肿瘤者则根据肿瘤的病理类型、分期、患者的年龄及对生育的要求进行全面确诊的分期手术或肿瘤细胞减灭术,术后综合治疗。

卵巢肿瘤破裂后,因溢入腹腔内的囊内液性质不同,可产生不同的结局。如卵巢黏液性囊腺瘤或癌的黏液性物质,可形成腹膜黏液瘤、肠粘连或肠梗阻;囊性畸胎瘤的皮脂、角蛋白溢入腹腔,可造成腹膜油脂肉芽肿等,恶性卵巢肿瘤破裂可导致盆、腹腔广泛种植和转移等。

第五节　急性盆腔炎

盆腔炎是指女性上生殖道及其周围组织的炎症,主要包括子宫内膜炎、输卵管炎、输卵管卵巢脓肿,盆腔腹膜炎。美国疾病控制和预防中心(CDC)将其定义为盆腔炎性疾病(PID)。PID是多种微生物通过宫颈上行感染进入宫腔、输卵管或腹膜腔所致的炎症性疾病。盆腔炎性疾病是导致妇科急腹症的病因之一,其中以急性盆腔腹膜炎或合并输卵管积脓、输卵管卵巢脓肿的病理类型最为常见。在美国,每年有1.5万妇女患PID,每年至少需要花费10.6亿美元医治。是影响年轻女性(15~25岁)最常见的感染性疾病,PID不仅折磨患者本人,也会对患者的家庭带来毁灭性的影响,对急性盆腔炎及时、规范的治疗,是防止不孕、异位妊娠和慢性盆腔疼痛等后遗症发生的有效措施。

一、危险因素及病因

PID发病的危险因素包括性传播疾病,既往有PID病史,过早性生活,多性伴及酗酒等。对于城区的青少年还应注意以下发病的危险因素:如高危性伴侣(包括多性伴或有性传播疾病史)、曾经被儿童福利院收容,或被虐待或强奸的女性患者。

PID病因不明确,但最常见的病因是阴道正常菌群中的需氧菌及厌氧菌的混合感染:性传播的病原体有支原体、衣原体、淋病奈瑟球菌等,多为混合感染。PID与性传播疾病关系密切,在发达国家94%的盆腔炎发生与性传播疾病(STD)有关。

PID感染途径:链球菌、大肠埃希菌、厌氧菌多经淋巴系统蔓延;淋病奈瑟球菌、衣原体及葡萄球菌多沿生殖道黏膜直接蔓延;结核菌多经血行传播。

二、病理

1.急性输卵管炎

急性输卵管炎可分为：①输卵管黏膜炎，输卵管黏膜肿胀，间质水肿、充血伴大量中性粒细胞浸润，疾病继续进展可使输卵管上皮发生退行性变或成片脱落，输卵管黏膜粘连，从而使其管腔及伞端闭锁，当有脓液积聚时形成输卵管积脓；②输卵管间质炎，炎症侵犯输卵管浆膜层及肌层，黏膜层不受累，管腔因肌壁增厚受压变窄，但仍通畅。

2.输卵管受炎症

输卵管受炎症侵犯后其伞端与卵巢粘连形成输卵管卵巢炎，当炎症细胞通过排卵破裂口侵入卵巢实质时，可形成卵巢脓肿；若与输卵管积脓粘连并穿通时，则形成输卵管卵巢脓肿。

3.急性盆腔腹膜炎

盆腔腹膜充血、水肿，伴有含纤维素的渗出液，形成盆腔粘连，盆腔脓肿，严重时盆腔脓肿破裂引起弥漫性腹膜炎，患者有典型的腹膜刺激征。

4.急性子宫内膜炎

子宫内膜充血、水肿，有炎性渗出物，可混有血液，也可有脓性渗出物（多见于淋菌感染）；重症子宫内膜炎内膜呈灰绿色并坏死。

5.急性盆腔结缔组织炎

局部组织出现水肿、充血，并有多量白细胞及浆细胞浸润，炎症可通过淋巴向输卵管、卵巢或髂窝处扩散，由于盆腔结缔组织与盆腔内血管接近，可引起盆腔血栓性静脉炎。如阔韧带内已形成脓肿未及时切开排脓引流，脓肿可向阴道、膀胱、直肠自行破溃，高位脓肿也可向腹腔破溃引起弥散性腹膜炎，脓毒症使病情急剧恶化。

三、临床表现

PID 的不同病理类型可有不同的临床表现，包括下腹痛、性交痛、发热、背痛、呕吐，同时伴有下生殖道感染的症状，如阴道异常分泌物或出血，瘙痒和异味等。部分患者症状轻微或没有症状。PID 引起的急腹症有以下特点：急性中毒症状表现，如高热、寒战；下腹压痛伴或不伴反跳痛；宫颈举痛，宫体或附件区压痛；宫颈口分泌脓性分泌物或培养出致病菌；后穹隆穿刺抽出脓性液。以下为 PID 不同病理类型腹痛表现。

1.出血性输卵管炎

下腹痛伴肛门坠胀感，腹痛开始于腹部一侧，以后全下腹呈持续性疼痛，腹痛至就诊时间从数小时至 10 天不等，平均 48 h。下腹压痛，反跳痛，严重者表现为腹部移动性浊音阳性，宫颈举痛，后穹隆触痛，附件触痛或有增粗或包块。

2.盆腔脓肿

急性腹痛占 89%，慢性腹痛占 11%。盆腔检查提示明显下腹压痛和宫颈举痛，有时子宫一侧可扪及明显包块或子宫直肠隔上端扪及包块，可有波动感，并有明显触痛。

3.急性子宫内膜炎

下腹痛可向双侧大腿放射，疼痛程度根据病情而异。

4.急性输卵管炎与盆腔腹膜炎

因病性及病变范围大小不同而表现的症状不同,轻者症状轻微或无症状。重症者可有发热及下腹痛,下腹痛可与发热同时发生,为双侧下腹部剧痛,或病变部剧痛,由于炎症的刺激,少数患者也可有膀胱及直肠刺激症状如尿频、尿急、腹胀腹泻等。妇检提示阴道穹隆有触痛,宫颈举痛,子宫增大,压痛,活动受限,双侧附件有增厚,或触及包块,压痛明显。下腹部剧痛常拒按,或一侧压痛,摆动宫颈时更明显,炎症波及腹膜时呈现腹膜刺激症状。

5.急性盆腔结缔组织炎

炎症初期,除发热、下腹痛外,常见直肠、膀胱压迫症状如便意频数、排便痛、恶心、呕吐、排尿痛、尿意频数等症状。在发病初期,子宫一侧或双侧有明显的压痛与边界不明显的增厚,增厚可达盆壁,子宫略大,活动性差,压痛,一侧阴道或双侧阴道穹隆可能触及包块,包块上界常与子宫底平行,触痛明显。如已形成脓肿则脓肿向下流入子宫后方,阴道后穹隆常触及较软的包块,且触痛明显。

四、诊断

PID引起急腹症的诊断往往有明显的诱因及典型的发病经过,多数病例诊断不困难。但对于不典型病例,因感染的部位可以一个部位或多个部位同时感染导致症状和体征不典型,再加上微生物学诊断的不可靠性,有时诊断困难。

1.血常规,温盐水涂片和血沉三项检查

有研究提示:阴道分泌物盐水涂片检查未见白细胞可能排除90%以上的子宫内膜炎,其阴性预测值为94.5%。临床上采用血常规、温盐水涂片和血沉三项检查来诊断急性PID或上生殖道感染,但单项检查的敏感度和特异度不高。因此,临床上可以采用上述三项检测作为排除上生殖道感染的参考指标。但是,因为血沉检查不能立即得出结果,所以,临床上对于怀疑PID的患者,应立刻治疗。

2.支原体和衣原体检测

有下生殖道感染的患者,所有临床诊断为PID的患者除了有下生殖道感染外,对于下腹痛或性交痛的患者都应用窥阴器检查,取分泌物进行支原体和衣原体的检测,并进行双合诊。当特殊情况无法行盆腔检查时,尿液标本检测支原体和衣原体对于诊断下生殖道感染有一定的参考价值。

3.淋病奈瑟菌的检测

尿道或宫颈脓性分泌物涂片直接找淋病奈瑟球菌,但涂片对女性检出率低,有假阴性,必要时应做培养或糖发酵及光抗体检查加以确诊。对淋病奈瑟球菌培养阴性,但病史和体征可疑者,亦可用聚合酶链反应检测淋病奈瑟球菌DNA,还可用直接免疫荧光试验协助确诊。

4.影像学检查

急性盆腔炎的影像学检查包括阴道超声检查、计算机X线体层摄影术和磁共振成像(MRI)。

(1)典型阴道超声表现:输卵管管壁增厚超过5 mm,管壁内不完全中隔,道格拉斯陷凹积液,齿轮征(输卵管横切面)。阴道超声可以诊断输卵管卵巢脓肿。彩色多普勒的血流指数和搏动指数对急性盆腔炎的诊断敏感度较高。

(2)计算机X线体层摄影图像:盆腔筋膜轻微改变,子宫骶骨韧带增厚,输卵管、卵巢炎性改变和异常液体聚积。如果疾病进展,则可观察到骨盆周围和腹腔脏器的炎症反应。

(3)MRI 图像:输卵管卵巢脓肿,输卵管积脓,输卵管积水或卵巢多囊样改变伴盆腔游离积液。在诊断 PID 中 MRI 优于阴道超声,其敏感度为 95%,特异度为 89%;但是 MRI 费用较高。

5.其他

用吸引套管进行子宫内膜活检可作为诊断子宫内膜炎的辅助诊断手术之一。腹腔镜检查是诊断 PID 的金标准,它可以直接观察卵巢、子宫、输卵管和其他腹腔结构,诊断 PID 或排除其他病变,且诊断和治疗同步完成。但它为一项有创性检查。

五、药物治疗

抗生素应覆盖淋病奈瑟球菌和沙眼衣原体,也应尽可能覆盖厌氧菌、革兰阴性菌和链球菌。常用方案为:头孢替坦 2 g 静脉滴注,2 次/天或头孢西丁 2 g 静脉滴注,4 次/天;加用多西环素 100 mg 口服或静脉滴注,2 次/天;可选方案:①克林霉素 900 mg 静脉滴注,3 次/天;加用庆大霉素负荷剂量静脉滴注,或肌注(2 mg/kg),然后用维持剂量(1 mg/kg)3 次/天(也可以选择每天单一剂量);②氧氟沙星 400 mg 静脉滴注,2 次/天静脉滴注,或左氧氟沙星 500 mg 静脉滴注,1 次/天;加用或不加甲硝唑 500 mg 静脉滴注,3 次/天。

抗氟喹诺酮淋病奈瑟(氏)菌有地域性差异,在特定地区的人群中存在,其中中国、日本、韩国、菲律宾、新加坡和越南比例最高(46%~92.5%),英格兰、威尔士和澳大利亚的总比例超过 5%,加利福尼亚和美国的部分特定地区也有较高的比例,在男性同性恋人群中抗氟喹诺酮淋病奈瑟(氏)菌的检出率增高。因此,对于以上人群不适合使用氟喹诺酮类抗生素。

手术治疗:经药物治疗 48~72 h,体温持续不降,肿块加大,出现在肠梗阻及脓肿破裂,或有中毒症状时,应及时行外科紧急处理,如为盆腔脓肿或为盆腔结缔组织脓肿,可在 B 超、CT 等影像检查引导下经腹部或阴道切开排脓,也可在腹腔镜下行盆腔脓肿的切开引流,同时注入抗生素。如脓肿位置较表浅,系盆腔腹膜外脓肿向上延伸超出盆腔者,于髂凹处摸及包块时,可在腹股沟韧带上方行切开引流。输卵管脓肿、卵巢脓肿局限后行手术切除,脓肿破裂,需立即行剖腹探查术。

第六节　宫腔积血

宫腔积血指因女性生殖道某部位发生梗阻,导致月经血在宫腔甚至输卵管内潴留。积血的子宫随着病情进展逐渐增大,肌壁受压,引起腹痛渐进性、周期性加重。以先天性发育异常所致者为常见,后天因瘢痕粘连、炎性粘连等所致者亦可发生,宫腔积血也可引起妇科急腹症,但少见。

一、病因

1.先天性发育异常

女性生殖系统来自胚胎早期中胚层组织的发育,经过复杂的衍化过程形成内外生殖器官。在胚胎发育过程中,尤其是胚胎早期受多种内外因素的影响,可使生殖器官停滞在不同的阶段而导致不同类型先天异常。其中有些畸形将引起生殖道的梗阻,从而产生宫腔积血。引起经血潴留的常见病因如下。

(1)先天性处女膜闭锁:处女膜闭锁又称无孔处女膜,由阴道宫腔贯穿障碍所致,临床上较常见。由于处女膜封闭阴道口,月经初潮时,月经血无法排出,最初潴留于阴道内,反复多次月经来潮后,逐渐发展至宫腔内积血、输卵管积血,甚至腹腔内积血;因为输卵管内积血多引起输卵管伞端粘连闭锁,所以月经血进入腹腔者较少见。

(2)先天性无阴道或阴道不完全闭锁:为阴道板、阴道索未能腔道化所致。外阴发育正常,阴道仅呈一小凹或小袋状。大多数先天性无阴道患者同时伴有先天性无子宫,但有 7%～8% 为阴道闭锁伴有正常的子宫体。子宫发育并具备功能,月经初潮后可发生经血潴留,少部分患者出现急性下腹痛症状。

(3)阴道横膈:较少见,在阴道形成过程中,任何部位的组织未被吸收,残留下一层黏膜样组织,一般厚度 1～1.5 cm,即阴道膈。阴道膈可见于阴道的多个部位(阴道上段约 46%,中段 40%,下段 14%),大多数患者子宫发育良好,故有月经来潮。完全阴道横膈起初无症状,直到初潮后经血流出受阻,出现周期性下腹痛等经检查才发现;不完全阴道横膈患者经血流出未受阻,可能因性交困难或分娩困难时才发现。

(4)阴道斜膈:为较少见的生殖道畸形,此类患者多数伴有双子宫、双宫颈畸形和泌尿系畸形。阴道斜膈从两个宫颈之间斜行附着于一侧阴道壁,膜后有一个腔,即斜膈和一个宫颈的间隙,此为经血潴留的腔隙。有三种类型,Ⅰ型无孔斜膈,Ⅱ型有孔斜膈,Ⅲ型无孔斜膈合并宫颈瘘管。

(5)残角子宫:残角子宫是一侧副中肾管中下段发育的缺陷,发育侧子宫旁有一个小子宫及其附件,可伴有泌尿道发育畸形。残角子宫内膜无功能者,一般无症状,若内膜有功能,且与正常宫颈不相通,因残角子宫腔积血而致周期性下腹痛。

2.Asherman 综合征

Asherman 综合征即宫腔粘连综合征(IAS),指各种原因导致子宫内膜破坏后引起子宫壁粘连而出现的腹痛、月经量减少、闭经、继发性不孕、重复性流产等一系列临床表现。常见于人工流产术或自然流产刮宫后,以及产后出血刮宫术后。由于过度搔刮宫腔,吸宫时负压过大,吸宫时间过长,将子宫内膜基底层刮掉,导致术后宫腔粘连;或由于刮匙反复进出宫口,带负压的吸管反复通过宫颈管,不正规扩张宫颈等,加重损伤、增加术后宫颈管及宫腔粘连的机会,从而引起宫腔积血的发生。

二、临床表现

当宫腔积血较少时,一般无明显临床症状;当积血较多时,会出现进行性加重的周期性下腹痛;大量积血导致经血逆流引起典型急腹症者则较少见。

腹痛是宫腔积血最常见的症状,有明显的周期性,每月腹痛发作日期相近,每次发作疼痛时间持续 4～6 天,可自然缓解,腹痛完全消失,多位于下腹部,严重者可能伴有便秘、肛门坠胀、尿频、尿潴留等症状。因经血流出受阻,宫腔内经血潴留增加,宫腔内压力增高,可导致下腹痛症状进行性加重。因病因不同,可伴或不伴有阴道流血。

宫腔积血引起子宫增大,一般阴道双合诊或肛查时可以触及增大的子宫,如有阴道积血时,肛查还可触及长条形囊性触痛的阴道。

当宫腔压力进行性增高,而经血仍不能排出时,可能会突破输卵管,流向腹腔,引起急腹症。膨大的子宫不能很快收缩,致使流向腹腔的血液不断增多,甚至达几百毫升,出现急性血性腹膜炎,临床表现为腹痛明显,并可能出现恶心、呕吐、体温升高等症状,腹部体征为压痛、反跳痛明显,妇科检查时见宫颈举痛,后穹隆饱满,触痛;子宫均匀增大,质软,边界清,有触痛,可活动;双侧附件区增厚,有深压痛。

不同病因引起的宫腔积血其临床症状和体征各异:①处女膜闭锁,阴道积血较多时,可导致盆腔积血,耻骨联合上方可触及肿块;检查处女膜呈紫蓝色向外膨出;肛查阴道呈长形有囊性感、触痛;②先天性无阴道或阴道不完全闭锁,无阴道开口或仅见一浅凹隐窝或短浅阴道盲端,肛查可触及增大的子宫;阴道横膈者阴道顶端为一盲端;肛查可触及盆腔包块;③阴道斜膈,一般多为处女,如行阴道检查可见一侧阴道有小孔,可有脓液流出,可在一侧穹隆或阴道侧壁触及囊性肿物,其张力和囊性程度不一;或一侧阴道穹隆消失,其上方有一包块,宫颈暴露不清,子宫体为双子宫或不规则或呈包块位于阴道壁囊肿之上,可有压痛,应注意排除泌尿系统畸形;④残角子宫,宫旁可触及肿块,与子宫体关系密切,常易误诊为卵巢肿瘤或子宫肌瘤变性;⑤Asherman综合征,宫腔积血患者子宫稍增大,明显压痛,可有宫颈举痛。

三、诊断

宫腔积血诊断并不困难,关键在于早期发现。根据病史、典型症状和体征可以诊断。但先天性发育异常需要准确判断其类型,这对下一步的处理有重要意义。

1.病史及临床表现

典型症状为周期性下腹疼痛,进行性加重,持续4～6天后逐渐减轻至消失。青春期少女患者腹痛多就诊于外科,易发生误诊。对于青春期少女突然出现下腹痛和包块,应首先排除肿瘤、妊娠及生殖道畸形。Asherman综合征多继发于宫腔手术后,无月经来潮而尿妊娠试验阴性。

2.B型超声

可显示阴道、子宫、输卵管或盆腔的经血潴留,宫腔积血时子宫增大、宫腔内可见液性占位。并可根据阴道积血的范围和下端的形态加以鉴别,处女膜闭锁所致的阴道积血形成的液性暗区下端呈圆隆状,阴道部分闭锁的液性暗区下端呈漏斗状。阴道斜膈综合征典型超声特点为:盆腔探及双子宫、双宫颈;斜膈侧宫颈处见液性暗区;斜膈侧宫腔见液性暗区或见盆腔低回声包块;斜膈侧未探及肾脏声像。

3.MRI

盆腔MRI可以清楚显示内生殖器官形态,鉴别各类型的生殖道畸形,以及经血潴留的情况,可对阴道膈厚度及所在部位进行测量,并可显示病变的不同阶段及进行术后评价,显示术后有无阴道粘连等。

4.子宫腔碘油造影

观察子宫腔形态,确定有无子宫畸形及其类型,有无子宫腔粘连等,并可协助诊断阴道斜膈的类型,以及有孔斜膈的孔的位置。Asherman综合征可见宫腔局部边缘不整齐,宫腔内有一个或多个轮廓清晰、边缘锐利、形态奇异不规则的充盈缺损阴影,不因注入造影剂的量或压力而改变。

5.宫腔镜

对诊断残角子宫和Asherman综合征有帮助。残角子宫可见一侧宫角呈盲端,无输卵管开口。

Asherman综合征可直接观察到子宫内粘连及内膜萎缩部位及程度。

6.腹腔镜

当诊断困难时,可通过腹腔镜检查了解盆腔内生殖道畸形的类型,诊断残角子宫等。

7.静脉肾盂造影

一旦确诊为生殖道先天畸形所致的宫腔积血,手术前必须行静脉肾盂造影,排除泌尿系畸形,以避免手术中造成输尿管的损伤。

8.其他辅助检查

①染色体检查:协助诊断或鉴别(了解染色体性别);②血清生殖激素测定:有周期性腹痛患者,可在腹痛前1周左右抽血查血清性激素,有利于闭经的病因学诊断;③后穹隆穿刺:怀疑盆腔积血时可行后穹隆穿刺。

四、并发症

主要的并发症为感染导致的盆腔粘连及经血逆流所致的子宫内膜异位症。这两种并发症是慢性盆腔疼痛及女性不孕的主要原因,且治疗效果欠佳。Asherman综合征可有继发不孕或发生反复流产、早产、胎位不正、胎儿死亡或胎盘植入等并发症。

五、治疗

一经确诊,即应手术治疗。手术的目的是解除生殖道梗阻,避免严重并发症的发生。

1.处女膜闭锁或阴道不完全闭锁

青春期患者最好的处理是处女膜切开术,因为其体内雌激素可促进愈合。处女膜闭锁患者可在处女膜突出部位中央做针孔大小切口,引流积血。在处女膜上做"十"字、环状或椭圆形切开,将积血引流干净后切除多余的处女膜,保证处女膜开口至少可容1指,用4-0可吸收线间断缝合,避免切口粘连。术中不能进行阴道冲洗,以避免发生上行性感染。术后需保持外阴清洁。阴道不完全闭锁患者应及时行闭锁段的切开,引流经血。注意与处女膜闭锁鉴别,尽量扩开腔隙,如果创面较大,应考虑放置羊膜铺垫,术后放置阴道模型。

2.先天性无阴道或阴道完全闭锁

处理关键是患者能否保留子宫。可先行腹腔镜检查以了解子宫发育情况和盆腔情况,对于合并重度的子宫内膜异位症、子宫畸形、子宫发育不良的患者,不建议其保留子宫,可先行子宫切除术,以缓解症状,待需要结婚前6个月行人工阴道成形术。对于子宫发育良好,无子宫畸形并盆腔内没有中、重度子宫内膜异位症者,可以保留子宫。保留子宫者可行阴道成型、宫颈再造及阴道子宫接通术。阴道成形术手术方式有:①顶压法阴道成形术;②游离皮瓣阴道成形术;③羊膜法阴道成形术;④乙状结肠代阴道成形术;⑤外阴阴道成形术;⑥腹膜代阴道成形术。各种术式各有优、缺点,现仍无统一定论。手术并发症有膀胱及直肠损伤。而腹腔镜的使用可相对降低此类并发症的发生,但是目前缺乏长期随访的数据。主要的远期并发症是阴道狭窄或术后粘连闭锁。故术后需要佩戴阴道模具以防术后粘连发生。

3.阴道横膈或斜膈

手术切开阴道膈,并切除多余膈膜组织,引流积血。阴道横膈切除膈膜后应缝合切缘,术后2

个月持续放置阴道模具,后4个月晚上仍需放置阴道模具,以防止术后粘连形成。阴道斜膈患者切开后如无感染,少有再次粘连、狭窄及闭锁;同时因斜膈一侧子宫有正常生育能力,不主张切除。

4.残角子宫

切除残角子宫,并将其同侧输卵管切除,避免输卵管妊娠发生。

5.Asherman 综合征

有生育要求的患者,痛经或周期性腹痛明显的宫腔粘连患者,或因月经量减少而坚决要求治疗者,均应解除子宫腔粘连。单纯子宫颈内口粘连,可用探针分离。宫腔镜下分离粘连是目前治疗宫腔内粘连的最佳方法。而对粘连严重及周围型致密粘连者,宫腔镜下两次分离失败者,探针分离或宫腔镜下分离以发生子宫穿孔者,可考虑经腹切开子宫分离。分离粘连易继发感染,应用抗生素预防。为防止术后再粘连,术后需放置宫内节育器3个月左右;同时常规应用雌、孕激素序贯治疗以促进子宫内膜修复。

第七章　妇科常见肿瘤疾病

第一节　外阴上皮内瘤变

外阴上皮内瘤变(VIN)局限于外阴表皮内,未发生向周围间质浸润及转移的癌前病变。多见于45岁左右妇女。近年来VIN发生率在性生活活跃的年轻妇女中有所增加,患者年龄也趋年轻化(<35岁)。约50%的VIN患者伴有其他部位的上皮内瘤变。年轻患者的VIN常自然消退,但60岁以上或伴有免疫抑制的年轻患者可能转变为浸润癌。

一、命名

VIN的命名一度比较混乱,曾被称为鲍文病(Bowen disease)、凯腊增殖性红斑、单纯性原位癌。1986年国际外阴疾病学会(ISSVD)将其统一命名为VIN,并分为VIN Ⅰ、Ⅱ和Ⅲ。然而,随着对VIN病程认识的逐渐加深,VIN Ⅰ~Ⅲ的分级标准并不能很好地反映其自然病程发展。一方面,临床研究并无证据表明VIN在病程中也是经历由VIN Ⅰ~VIN Ⅲ的发展过程。

VIN Ⅰ多数为一种反应性改变或是人乳头瘤病毒(HPV)感染的影响,并无证据表明VIN Ⅰ是一种癌前病变。另一方面,VIN Ⅰ的诊断在不同的病理学家之间重复性极差;VIN Ⅱ、VIN Ⅲ的形态学变化的差异较能明确区分。此外,近来研究证实,VIN也分为HPV感染相关型与HPV感染不相关型,它们在流行病学、临床表现、组织病理学及分子生物学特性上均有所不同。

1.普通型VIN

与高危型HPV感染相关,多发生于年轻女性,超过30%的病例合并下生殖道其他部位瘤变(以CIN最常见),与外阴浸润性疣状癌及基底细胞癌有关。普通型VIN包括以下3种亚型:疣型VIN、基底细胞型VIN、混合型VIN。

2.分化型VIN

与HPV感染无关,病变在苔藓硬化基础上发生,形态主要为溃疡、疣状丘疹或过度角化斑片。多发生于绝经后女性,多不伴其他部位病变,与外阴角化性鳞状细胞癌有关。此外,外阴Paget病等其他不能归入上述两类的VIN病变归入未分类型VIN。

二、病因

病因不完全清楚。DNA检测发现VIN病变细胞DNA多为单倍体;利用显微分光光度计做多发性病灶DNA分析结果显示不同病灶起源于不同的干细胞(stem cell);大的融合病灶可起源于单一的干细胞或是不同散在病灶的融合。普通型VIN常与HPV感染相关,尤其与HPV16感染关系密切。p53基因异常则可促进分化型VIN向鳞癌发展。其他的危险因素有性传播疾病、肛门-生殖道瘤变、免疫抑制及吸烟等。

三、临床表现

VIN 的症状无特异性，多表现为外阴瘙痒、烧灼感、皮肤破损及溃疡，程度轻重不一。部分患者无症状。病变可发生于外阴任何部位，最常见于会阴、阴蒂周围及小阴唇，可累及肛周、尿道周围。病灶可表现为表皮隆起的丘疹、斑点、斑块或乳头状赘疣，单个或多个，融合或分散，呈灰白、粉红色、黑色素沉着，或者红白相间的片状，严重者可呈弥漫状覆盖整个外阴。通常，多中心病灶更常见于较年轻妇女（<40 岁者）；绝经后妇女多为单发病灶。

四、诊断

确诊需依据病理学检查。对任何可疑病灶应做多点活组织病理检查。为排除浸润癌，取材时需根据病灶情况决定取材深度。为了提高活检阳性率，可采用局部涂抹 3％～5％醋酸或 1％甲苯胺蓝，阴道镜下观察外阴、会阴及肛周皮肤组织的血管情况，在血管不典型处取材。有条件者，应行阴道内 HPV 检测协助诊断。

五、治疗

治疗的目的在于清除病灶，缓解临床症状，预防 VIN 向恶性转化。选择治疗方案应综合考虑以下 3 个因素：①患者因素，包括年龄、症状、一般情况、手术并发症、随诊情况、心理状态等。②疾病有关因素，病灶的病理类型、大小、数量、位置、发生浸润的风险，病变是否侵犯黏膜及阴毛生长区。③治疗疗效，对于外阴外观、结构、功能的影响。

（一）局部药物治疗

可采用抗病毒、化疗、免疫治疗药物外阴病灶涂抹。例如：①1％西多福韦，广谱抗 DNA 病毒药物。②5％咪喹莫特。③5％的 5-氟尿嘧啶软膏（5-FU）。④干扰素凝胶等。

（二）物理治疗

物理治疗对患者进行准确的评估，排除浸润癌。浸润癌高危者与溃疡者禁用。目前临床应用的物理治疗主要有激光汽化、激光切除、冷冻、电灼及光动力学治疗。治疗后能保留外阴外观，尤其适用于累及小阴唇或阴蒂的病灶，多用作年轻患者病灶广泛时的辅助治疗。

（三）手术治疗

手术目的在于将病灶完全切除并对病灶进行彻底的组织病理学评定。术式包括以下几种。

1.局部扩大切除

适用于病灶局限者。外阴两侧的病灶切除范围应在病灶外 0.5～1.0 cm 处。手术时切除组织边缘需行冰冻切片以确定无残留病灶。若无病灶累及，可保留阴蒂及其正常功能。

2.外阴皮肤切除

适用于年轻患者。切除部分或全部外阴和会阴的皮肤，保留皮下组织，维持外阴形态，缺损区需大腿或臀部皮肤移植，该方法可较满意地维持外阴的结构和功能。

3.单纯外阴切除

适用于治疗老年、广泛性 VIN 病变患者，切除范围包括外阴皮肤及部分皮下组织，与根治性手术的区别在于其不需切除会阴筋膜。

综上所述,VIN 的治疗强调个体化。尽管 2004 年 ISSVD 提出 VIN 新分类已逐步应用于临床,但尚未有充足的临床研究用以评估、指导各分类的治疗。目前国内外均未提出针对 2004 年 VIN 新分类的治疗规范。但以下几点需要强调:①普通型 VIN 与 HPV 感染有关,70%～93%的普通型 VIN 中可检测到 HPV,因此普通型 VIN 治疗中应注意 HPV 感染的检测、治疗、随诊。普通型 VIN 的临床表现及预后均好于分化型,通常局部扩大切除手术治疗效果基本满意。②分化型 VIN 不伴有 HPV 感染,基本上检测不到 HPV。其临床表现及预后与普通型 VIN 差异很大,其经常同时合并有外阴鳞癌。治疗前应仔细检查,除外浸润癌。③约 35%的 VIN 患者同时有阴道和子宫颈病变,故所有 VIN 患者均应行子宫颈刮片检查,并仔细检查阴道、子宫颈等。

六、预后

约 38%的 VIN 可自然消退,治疗后 VIN 的复发率为 10%～20%(多在未经治疗的部位)。其术后复发的高危因素包括高危型 HPV 感染、多发病灶、切缘阳性等。任何 VIN 均需进行长期随访:一般于治疗后 3 个月、6 个月各检查一次,此后每 6 个月检查一次,至少随访 5 年。

七、预防

避免不洁性生活,预防 HPV 感染,及时治疗外阴炎,避免吸烟,长期应用免疫抑制剂时注意外阴病变。

第二节 子宫肉瘤

子宫肉瘤是来源于子宫间质,结缔组织或平滑肌组织的一种少见的子宫恶性肿瘤,占妇科恶性肿瘤的 1.0%～3.0%,好发于绝经前后的妇女,病理类型繁多,以高转移率及高复发率为特点,预后极差。

一、病因

子宫肉瘤确切病因不明,研究认为与下列因素有关。

1.内源性雌激素水平升高刺激:如多囊卵巢综合征,卵泡膜细胞瘤者常同时患子宫肉瘤。

2.外源性雌激素长期刺激:如卵巢功能早衰、口服避孕药或绝经前后长期雌激素替代治疗。

3.放射史:子宫肉瘤有盆腔放疗史者平均为 8.3%,从放疗到发现肉瘤可间隔 2～20 年,多为盆腔恶性肿瘤或功能性子宫出血放疗后绝经者,倾向于发生癌肉瘤和腺肉瘤。

4.体重指数:$\geqslant 27.5 \ kg/m^2$。

二、病理改变

子宫肉瘤病理种类多样,常使用国际妇科病理学会 ISGP 分类。主要有子宫平滑肌肉瘤、子宫内膜间质肉瘤和子宫恶性混合性中胚叶瘤。少见类型有横纹肌肉瘤、血管内皮瘤、淋巴管内肉瘤。

三、临床分期

国际抗癌协会(UICC-ACES)将子宫肉瘤分为如下四期。

Ⅰ期:肿瘤局限于宫体。

Ⅱ期:肿瘤浸润至子宫颈或子宫浆膜层。

Ⅲ期:肿瘤浸润至子宫外盆腔内器官。

Ⅳ期:肿瘤转移到上腹部或远处脏器。

四、转移途径

子宫肉瘤的转移方式为血行、直接蔓延和淋巴管转移三种。目前认为病理类型不同,其生物等行为,转移方式不同,平滑肌肉瘤(LMS)和子宫内膜间质肉瘤(ESS)转移途径多为血行播散;其次为直接蔓延和淋巴转移。而恶性米勒管混合瘤(MMMT)转移特征为经淋巴管或直接蔓延至盆腔及腹腔脏器,最常见转移部位为双侧宫旁及附件转移,其次为肺、膀胱或血管,少数为结肠、输尿管、肝脏和大网膜等。

五、临床表现

1.症状

(1)阴道分泌物增多:常见为浆液性或血性分泌物,如合并感染时分泌物浑浊、恶臭。

(2)阴道出血:常见为月经异常或绝经后出血。

(3)盆腔包块:有子宫肌瘤病史或扪及腹部包块短期内迅速增大伴消瘦、腹痛。

(4)压迫症状:肿瘤压近膀胱或直肠时,出现尿潴留,大便困难或下肢水肿,转移至大网膜时可出现血性腹腔积液或肠梗阻。

2.体征:内诊子宫增大,质地较肌瘤软,LMS可与子宫肌瘤同时存在,ESS和MMMT可在宫颈口看到脓性突出阴道内的息肉样赘生物,质脆,触之易出血。

六、诊断

子宫肉瘤的症状无特殊性,术前诊断很困难,术中肉眼很难与平滑肌瘤鉴别,主要依据冷冻及病理切片检查确诊。如临床上遇子宫肿物迅速增大,尤其是发生在绝经后阴道出血,突发性腹痛、子宫肌瘤增长较快者应高度怀疑为子宫肉瘤。

七、治疗

手术仍为子宫肉瘤的主要治疗,同时辅以放疗、化疗及内分泌治疗,手术有助于了解肿瘤侵犯范围、病理分期、组织类型及细胞分化程度,以决定综合治疗方案。

1.手术治疗

(1)全子宫切除术:40%～50%的Ⅰ期LMS可通过全子宫切除治愈,年轻妇女行子宫肌瘤切除术,术后病理诊断为继发性LMS,包膜完整,病变局限,未侵及血管,可在完成生育后再考虑切除子宫。

(2)全子宫双附件切除术:适用于Ⅰ期的 LMS、ESS、MMMT,即使为低度恶性 ESS,亦不宜保留卵巢,手术切净宫旁组织,切除卵巢可防止雌激素刺激导致肿瘤复发。

(3)广泛性子宫附件切除,腹膜后淋巴结清扫术:适用于宫颈肉瘤或病变超出子宫体及宫颈的Ⅱ期患者,研究资料显示Ⅰ、Ⅱ的 MMMT 淋巴结转移率为 15.4%～20.6%,同期的 LMS 为 3.5%,故主张对 MMMT 应常规行淋巴切除术,对 LMS、ESS 则根据临床分期行淋巴活检或切除。

(4)肿瘤细胞减灭术:适用于Ⅲ～Ⅳ期子宫肉瘤,应尽可能切除子宫外盆腔或上腹部的转移病灶。

2.放射治疗:盆腔复发是影响子宫肉瘤预后的重要因素之一,放射治疗是子宫肉瘤的辅助治疗和方法,可分为术前放疗和术后放疗。

(1)术前放疗:可以减少肿瘤体积,为手术治疗创造条件,还可以降低肿瘤活性,减少手术过程中的种植和转移。研究显示 ESS 对放疗最敏感,可提高 2 年生存率 20%;其次分别为 MMMT 和 LMS。

(2)术后放疗:对术中无肉眼可见残余病灶放疗可控制局部复发,延长无瘤生存期,但对长期生存率的影响意见不一。对术后残存病灶或盆腹腔淋巴结转移者,放疗可控制局部复发,延长无痛间隔。但尚不能提高 5 年生存率,根据患者临床期别,病理类型和分化程度,可选择腔内放疗或加速器^{60}Co进行盆腔外放射,放射剂量一般为 50～60Gy。

3.化学治疗

(1)手术加放疗可控制盆腔内复发,但仍可发生放疗范围以外的远处转移,Ⅰ期复发率为 50%～67%,Ⅱ～Ⅲ期复发率为 90%,化学治疗可降低转移率和复发率,是辅助治疗中的首选方法。

(2)高分化Ⅰ、Ⅱ期 CMS 患者术后化疗不能提高生存率,不常规应用,低分化 LMS 或Ⅲ、Ⅳ期 LMS 术后应给予全身化疗,阿霉素和异环磷酰胺是最有效的单一药物,联合化疗可选择 VAC、VAD 或 AC 方案。

4.内分泌治疗:在低度恶性及部分高度恶性内膜间质肉瘤为性激素依赖性肿瘤,测定其 ER 或 PR 呈阳性,对孕激素治疗有效,大剂量孕激素治疗,有效率可达到 46%,但孕激素治疗往往于停药后肿瘤复发。

(1)己酸黄体酮:500 mg 肌内注射,1 次/天,1 个月后改为隔日 1 次(维持)。

(2)甲地孕酮(美可治,美可施):160 mg 口服,1 次/天,1 个月后改为 160 mg,2 天 1 次维持。

(3)性腺激素释放激素的激动剂:ESS 有时对传统的放化疗均无反应,但激素治疗可缩小原发病灶和继发病灶体积,Burke 于 2004 年报道低度恶性子宫内膜间质肉瘤、ER、PR 阳性,术后复发注射曲普瑞林后复发病灶体积缩小,右肾盂积水消失。

第三节　子宫内膜癌

子宫内膜癌亦称子宫体癌,是指原发于子宫内膜的一组上皮性恶性肿瘤,为女性生殖道常见三大恶性肿瘤之一,占女性生殖道恶性肿瘤 20%～30%,多见于老年妇女,多数患者就诊时病变尚局限于子宫,故预后较好,其 5 年总生存率为 69%。

一、病因

确切原因尚不清楚。

二、发病机制

子宫内膜单纯性增生—子宫内膜复杂性增生—局部恶变—子宫内膜癌。目前认为,可能有两种发病机制。

1.雌激素依赖型:可能是在无孕激素拮抗的雌激素长期作用下,发生子宫内膜增生症(单纯型或复杂型,伴或不伴不典型增生),甚至癌变。临床上常见于无排卵性疾病(无排卵性功血,多囊卵巢综合征)、分泌雌激素的肿瘤(颗粒细胞瘤、卵泡膜细胞瘤)、长期服用雌激素的绝经后妇女及长期服用他莫昔芬的妇女。这种类型占子宫内膜癌的大多数,均为子宫内膜样腺癌,肿瘤分化较好,雌孕激素受体阳性率高,预后好。患者较年轻,常伴有肥胖、高血压、糖尿病、不孕或不育及绝经延迟。大约20％内膜癌患者有家族史。

2.非雌激素依赖型:发病与雌激素无明确关系。这类子宫内膜癌的病理形态属少见类型,如子宫内膜浆液性乳头状癌、透明细胞癌、腺鳞癌、黏液腺癌等。多见于老年体瘦妇女,在癌灶周围可以是萎缩的子宫内膜,肿瘤恶性度高,分化差,雌孕激素受体多呈阴性,预后不良。

三、病理改变

1.大体检查:根据肿瘤的生长方式与病变表现可分为局限型及弥漫型。

(1)局限型:病变局限于宫腔某一区域,多见宫底或宫角,病灶呈息肉或小菜花状,浸润深度可深可浅,晚期病灶可融合成片。

(2)弥漫型:病灶多累及大部分或全部子宫内膜,病变可弥漫呈菜花状突向宫腔而没有或仅有浅肌层浸润,也可侵犯子宫壁全层,使子宫增大表面呈结节状灰白色突起,质脆,出血及坏死。

2.镜下检查:子宫内膜腺体明显增生和间变,腺体下方的间质、肌层或血管间隙侵犯,由于子宫内膜癌起源于米勒管,故具有向米勒各种上皮分化的潜能,依照镜下结构及核分裂构成子宫内膜癌组织病理。

(1)子宫内膜癌病理组织类型:国际妇科病理协会公布的组织类型包括子宫内膜腺癌、纤毛状腺癌、分泌型腺癌、乳头状腺癌、腺癌伴鳞状上皮化、腺癌、腺鳞癌。

(2)高危型子宫内膜癌病理类型:国际妇科病理协会公布的组织类型包括浆液性癌、黏液性癌、透明性癌、鳞状细胞癌、混合型癌、未分化癌、转移癌。

四、临床表现

1.阴道出血:可发生在任何年龄妇女,子宫内膜增生、非典型增生、子宫内膜癌可同时存在。

(1)青春期:无排卵供血,多为内膜单纯增生,随卵巢发育成熟,内膜增生消失。

(2)生育期:常伴有多囊卵巢,无排卵性月经,应用促排卵无效时,应注意有无癌前病变。

(3)绝经前:卵巢功能减退,无排卵,宫内膜长期受雌激素刺激,表现为功血,常伴有子宫肌瘤,应注意有无宫内膜病变。

（4）绝经后：阴道出血，较绝经前妇女发生癌的危险更大，应用雌激素替代疗法，引起内膜增生导致出血。

2.疼痛：早期无此症状；晚期由于病变侵犯或压近盆腔神经丛，或宫腔积血/宫腔积脓造成持续性疼痛和（或）腰骶部不适感。

3.子宫增大：由于病变累及子宫全层或伴有宫腔积血、积脓、子宫可明显增大，超声显示宫壁占位性病变，育龄妇女易误诊为子宫肌瘤。

4.其他：晚期病例可出现腹膜后淋巴结大，宫颈或阴道穹隆部转移病灶。

五、辅助检查

1.细胞学检查：阴道细胞学检查阳性率仅为 50％，宫腔吸引、宫腔毛刷涂片阳性率可达 90％。

2.诊断性刮宫（分段）：是诊断宫内膜癌最常用的方法，确诊率高，所有不正常出血妇女均应做诊断性刮宫，绝经后妇女子宫内膜厚度≥4～5 mm，诊刮阳性率超过 80％，但当病灶较小或位于宫底角时易漏诊，故对有症状而诊刮阴性者应做进一步检查。

3.宫腔镜检查：可在内镜直视下对可疑部位取活体组织送病理学检查，适用于有异常出血而诊断阴性者，可了解有无宫颈管病变，及早期癌的镜下活检。

4.阴道超声（TVS）：了解宫内膜厚度，病灶大小，宫内膜占位病变有无侵犯肌层，有无合并子宫肌瘤，是否侵犯宫颈，有助于术前诊断及制订手术方案。

5.血清 CA125 检测：癌血清标记物 CA125 可升高，CA125 阳性与内膜癌临床分期，病理类型，病灶子宫外转移有关。如 CA125＞40～50/mL，可有深肌层侵犯，CA125＞350/mL，87.5％有子宫外转移。

6.CT 与 MRI：均非创性检查方法，对子宫内膜癌侵肌准确率 CT 为 76％，MRI 为 83％～92％，可联合应用。

六、诊断

依据病史、体征和辅助检查综合判断。

七、鉴别诊断

子宫内膜癌需与子宫内膜息肉、子宫黏膜下肌瘤、宫颈癌、输卵管癌及老年性子宫内膜炎相鉴别。

八、治疗

1988 年,国际妇产科协会（FIGO）有关子宫内膜癌的手术分期系统应用于临床,最新版为 2023FIGO 子宫内膜癌分期,见下表。

2023FIGO 子宫内膜癌分期

Ⅰ	肿瘤局限于子宫和卵巢
Ⅰ A	肿瘤局限于子宫内膜,或非侵袭性组织类型侵犯肌层＜1/2,无或局灶性淋巴血管间隙浸润(LVSI),或预后良好疾病
	Ⅰ A1:非侵袭性组织类型肿瘤局限于子宫内膜息肉,或局限于子宫内膜 Ⅰ A2:非侵袭性组织类型肿瘤侵犯肌层＜1/2,无或局灶性 LVSI Ⅰ A3:同时存在局限于子宫和卵巢的低级别子宫内膜样癌
Ⅰ B	非侵袭性组织类型肿瘤侵犯肌层 1/2,无或局灶性 LVSI
Ⅰ C	侵袭性组织学类型肿瘤局限于子宫内膜息肉,或局限于子宫内膜
Ⅱ	肿瘤侵犯子宫颈间质但无子宫体外扩散,或广泛 LVSI,或侵袭性组织类型肿瘤侵犯子宫肌层
	Ⅱ A:肿瘤侵犯子宫颈间质 Ⅱ B:广泛 LVSI Ⅱ C:侵袭性组织类型肿瘤侵犯子宫肌层
Ⅲ	任何组织类型肿瘤局部或区域性扩散
Ⅲ A	肿瘤直接扩散或转移子宫浆膜面和(或)附件
	Ⅲ A1:肿瘤扩散到卵巢或输卵管,符合 Ⅰ A3 期标准除外 Ⅲ A2:肿瘤侵犯子宫浆膜或通过子宫浆膜向外扩散
Ⅲ B	肿瘤转移或直接蔓延到阴道和(或)宫旁,或盆腔腹膜
	Ⅲ B1:肿瘤转移或直接蔓延到阴道和(或)宫旁 Ⅲ B2:肿瘤转移到盆腔腹膜
Ⅲ C	肿瘤转移至盆腔和(或)腹主动脉旁淋巴结
Ⅲ C1	转移到盆腔淋巴结
	Ⅲ C1i:微转移(转移淋巴结直径 0.2～2.0 mm) Ⅲ C1ii:宏转移(转移淋巴结直径＞2.0 mm)
Ⅲ C2	转移至肾血管水平下腹主动脉旁淋巴结,有或无盆腔淋巴结转移
	Ⅲ C2i:微转移(转移淋巴结直径 0.2～2.0 mm) Ⅲ C2ii:宏转移(转移淋巴结直径＞2.0 mm)
Ⅳ	肿瘤侵犯膀胱和(或)直肠黏膜和(或)远处转移

ⅣA	肿瘤侵犯膀胱和(或)直肠/肠黏膜,或同时存在
ⅣB	盆腔外腹膜转移
ⅣC	远处转移,包括转移至任何腹腔外淋巴结或肾血管水平以上腹腔内淋巴结,肺、肝或骨转移

至今手术治疗内膜癌的比例由 43％明显上升为 92％,主要治疗方法为手术及放疗,根据患者全身情况,临床对癌变累及范围的估计,病理检查及恶性程度选择治疗方式,制订适宜的治疗方案,早期患者原则上以手术治疗为主,根据手术病理分期及存在的复发危险因素选择术后辅助治疗,晚期则采用放疗、手术、药物等综合治疗。

1.手术治疗:子宫内膜病变发展较缓慢,就诊时多为Ⅰ～Ⅱ期,病变局限于子宫,手术的目的:一是进行手术病理分期,探查并确立病变范围及与预后相关的重要因素,二是切除癌变子宫及其他可能存在的转移灶,对Ⅲ～Ⅳ期手术目的是尽可能缩瘤,为放疗、化疗创造条件。

(1)筋膜外全子宫及双侧附件切除术:选择性盆腔淋巴结及腹主动脉旁淋巴结切除或取样为标准术式。全面探查盆腔,腹腔冲洗液细胞学检查,切下子宫立即剖视,了解病灶大小、部位、浸润肌层深度,并送冷冻切片检查,如确定为高分化腺癌无肌层浸润,可不做淋巴切除或取样,但以下情况均应行淋巴清扫或取样:①特殊病理类型如浆液性乳头状腺癌、透明细胞癌、鳞形细胞癌、未分化癌等。②子宫内膜样腺癌、肌层浸润≥1/2 者。③癌灶面积累及宫腔＞50％或有宫腔下段及峡部受累者,其淋巴转移率明显增加。

(2)筋膜外子宫全切及单侧附件切除:对年轻早期内膜癌患者,近年来探索在治疗彻底同时应考虑生存质量改善,提出对ⅠA 期 G1 年轻患者手术时保留一侧卵巢,术后严密随访,待生育功能完成后再酌情处理留下的卵巢。

(3)腹腔镜全子宫双附件切除:盆腹腔淋巴结清扫术。国内外均有报道,适用于Ⅰ期子宫内膜癌的手术治疗。

(4)广泛性子宫切除加淋巴结清扫术:适用于Ⅱ期内膜癌病变已累及宫颈者,包括广泛子宫切除,双侧附件切除加盆腔淋巴结,腹主动脉旁淋巴结切除或取样术,全面探查时可疑病变应取样送冷冻切片检查,激素受体 ER、PR 测定应作为术后选用辅助治疗的依据。

(5)肿瘤细胞减灭术:子宫内膜癌手术病理分期中 5％为Ⅲa 期,有附件转移时常有盆腔、腹主动脉旁淋巴结转移,60％腹腔细胞学检查阳性,复发率为 38％,该术式目的是缩小肿瘤体积,为进一步放疗或化疗创造条件,同时可鉴别、确定卵巢转移性癌及盆腹腔转移癌,争取最大限度肿瘤细胞减灭术,达到满意缩瘤效果。

2.放射治疗:放射治疗是子宫内膜癌主要辅助治疗方法,包括单纯放射与手术配合的治疗,由于受到放射设备限制和局部病变影响,使腔内放射较困难,宫颈腺癌对放射线不够敏感使治愈率受到影响。

(1)术前放疗:一般采用腔内照射,少数情况下采用体外照射。常用的放射源有钴、镭、铯、铱等。术前放疗可减少肿瘤和体积,降低肿瘤细胞增殖活性,减少术中肿瘤种植与转移为减灭肿瘤手术的患者创造了手术条件。方法:①术前腔内全景照射,A 点为 45 Gy±10％,F 点为 50 Gy±

10%,放疗结束后 8~12 周行全子宫切除。②术前腔内非全景照射,术前腔内放疗 3~4 次/周,A 点、F 点总量 25~30 Gy,停放疗 7~14 天行子宫切除术。

(2)术后放疗:①术后体外照射,对术前、腔内放疗患者,手术应探查有无淋巴转移。手术标本检查肌层浸润及腺癌 G2、G3 及腺鳞癌、乳头状腺癌、透明细胞癌、乳头状浆液腺癌等高危病理类型应在全子宫切除后补充放疗,一般为全盆腔照射,必要时加用延伸野照射。②术后腔内照射,对术后标本检查中,切缘未净和(或)癌组织邻近手术范围切除不够者,应补充腔内放疗,剂量 24~25 Gy,2 周内完成。

(3)单纯放疗:仅用于晚期或病变虽为Ⅰ~Ⅱ期但有严重并发症无法胜任手术者,可采用腔内和体外联合放疗,有报道 5 年生存率可达到 48.9%。

3.药物治疗:又称内分泌激素治疗,为子宫内膜癌的辅助治疗,其疗效不能以长期生存率判断,而以用药后临床症状改善、延长无瘤间歇、防止复发来评估,适用于晚期/复发性内膜癌,手术或放疗后失败者,期别早、分化好有生育要求的年轻患者。

(1)激素治疗:适用于病理分化好的子宫内膜腺癌,特别对孕激素雌激素受体阳性者反应较好,应用特点是高效、大剂量、疗程长。主要用孕酮类药物:①甲地孕酮,160 mg/天,连续口服 3 个月以上。②甲黄体酮 500 mg/天,显效后减至 250 mg/天,连续口服 3 个月以上。③己酸孕酮,500 mg/天,显效后减至 250 mg/天,连续肌内注射 3 个月以上。另外,非甾体类雌激素受体拮抗药他莫昔芬,可改善孕酮作用,与孕酮类药物合用,20~30 mg/天。

(2)化学治疗

1)单药化疗:晚期/复发性内膜癌单药化疗可使 1/3 病例症状改善,但效应维持常短于 1 年,但疗效优于单纯放疗。

2)联合化疗:对晚期子宫内膜癌客观效应为 40%~60%,优于单药化疗,并使毒性降低。常用化疗方案 PAC、PAE 和 PT。

参考文献

[1]陈艳.现代妇产科诊疗[M].北京:中国纺织出版社,2019.

[2]张凤.临床妇产科诊疗学[M].昆明:云南科技出版社,2020.

[3]郑华恩.妇产科临床实践[M].广州:暨南大学出版社,2018.

[4]孙会玲.妇产科诊疗技术研究[M].汕头:汕头大学出版社,2019.

[5]李红.妇产科诊疗思维与实践[M].上海:同济大学出版社,2020.

[6]李建华,陈晓娟,徐成娟.现代妇产科诊治处理[M].北京:科学技术文献出版社,2019.

[7]刘琦.妇科肿瘤诊疗新进展:3版[M].北京:科学出版社,2018.

[8]刘红霞.妇产科疾病诊治理论与实践[M].昆明:云南科技出版社,2020.

[9]周齐,闫亚男.妇产科诊疗技术与临床实践[M].武汉:湖北科学技术出版社,2018.

[10]成立红.妇产科疾病临床诊疗进展与实践[M].昆明:云南科技出版社,2020.

[11]吴尚青,刘利虹,彭鹏,等.实用妇产科诊断与治疗[M].北京:科学技术文献出版社,2018.

[12]王雪莉,等.妇产科疾病诊断与治疗[M].哈尔滨:黑龙江科学技术出版社,2018.

[13]孙丽丽,等.妇产科诊断与治疗精要[M].昆明:云南科技出版社,2020.

[14]魏晓蕾.妇产科诊疗思维实践[M].天津:天津科学技术出版社,2018

[15]赵骏达,李晓兰.新编妇产科疾病诊疗思维与实践[M].汕头:汕头大学出版社,2019.

[16]石春红.现代妇产科疾病诊治与手术[M].天津:天津科学技术出版社,2018.

[17]温丽宏.新编妇产科疾病诊断与治疗[M].长春:吉林科学技术出版社,2018.

[18]于彬,等.妇产科诊疗基础与临床实践[M].北京:科学技术文献出版社,2019.

[19]董萍萍.现代妇产科精要[M].天津:天津科学技术出版社,2018.

[20]胡相娟.妇产科疾病诊断与治疗方案[M].昆明:云南科技出版社,2020.